Michael Synowitz

Hirntumor-Stroma-Interaktion

Michael Synowitz

Hirntumor-Stroma-Interaktion

Die Bedeutung endogener neuronaler Stammzellen und Mikrogliazellen für das biologische Verhalten von Gliomen

Südwestdeutscher Verlag für Hochschulschriften

Impressum/Imprint (nur für Deutschland/only for Germany)
Bibliografische Information der Deutschen Nationalbibliothek: Die Deutsche Nationalbibliothek verzeichnet diese Publikation in der Deutschen Nationalbibliografie; detaillierte bibliografische Daten sind im Internet über http://dnb.d-nb.de abrufbar.
Alle in diesem Buch genannten Marken und Produktnamen unterliegen warenzeichen-, marken- oder patentrechtlichem Schutz bzw. sind Warenzeichen oder eingetragene Warenzeichen der jeweiligen Inhaber. Die Wiedergabe von Marken, Produktnamen, Gebrauchsnamen, Handelsnamen, Warenbezeichnungen u.s.w. in diesem Werk berechtigt auch ohne besondere Kennzeichnung nicht zu der Annahme, dass solche Namen im Sinne der Warenzeichen- und Markenschutzgesetzgebung als frei zu betrachten wären und daher von jedermann benutzt werden dürften.

Coverbild: www.ingimage.com

Verlag: Südwestdeutscher Verlag für Hochschulschriften GmbH & Co. KG
Heinrich-Böcking-Str. 6-8, 66121 Saarbrücken, Deutschland
Telefon +49 681 37 20 271-1, Telefax +49 681 37 20 271-0
Email: info@svh-verlag.de

Zugl.: Berlin, Charité, Habil., 2009

Herstellung in Deutschland (siehe letzte Seite)
ISBN: 978-3-8381-3418-5

Imprint (only for USA, GB)
Bibliographic information published by the Deutsche Nationalbibliothek: The Deutsche Nationalbibliothek lists this publication in the Deutsche Nationalbibliografie; detailed bibliographic data are available in the Internet at http://dnb.d-nb.de.
Any brand names and product names mentioned in this book are subject to trademark, brand or patent protection and are trademarks or registered trademarks of their respective holders. The use of brand names, product names, common names, trade names, product descriptions etc. even without a particular marking in this works is in no way to be construed to mean that such names may be regarded as unrestricted in respect of trademark and brand protection legislation and could thus be used by anyone.

Cover image: www.ingimage.com

Publisher: Südwestdeutscher Verlag für Hochschulschriften GmbH & Co. KG
Heinrich-Böcking-Str. 6-8, 66121 Saarbrücken, Germany
Phone +49 681 37 20 271-1, Fax +49 681 37 20 271-0
Email: info@svh-verlag.de

Printed in the U.S.A.
Printed in the U.K. by (see last page)
ISBN: 978-3-8381-3418-5

Copyright © 2012 by the author and Südwestdeutscher Verlag für Hochschulschriften GmbH & Co. KG and licensors
All rights reserved. Saarbrücken 2012

Inhaltsverzeichnis

Verzeichnis der Abkürzungen und Symbole **4**

1 Einleitung **6**

1.1 Gliome **8**

1.2 Neuroglia und Mikroglia **9**

1.3 Neuronale Stammzellen **11**

1.4 Zentrale Neurotransmitterrezeptoren **12**

2 Zielstellung der Arbeit **14**

3 Eigene Ergebnisse **15**

3.1 Die Bedeutung funktionaler $GABA_A$-Rezeptoren in Glioblastomen **15**

3.2 Die Bedeutung funktionaler A_1 Adenosin Rezeptoren (A_1AR) in Glioblastomen **16**

3.3 Glioblastom induzierter Tropismus endogener neuronaler Stammzellen **17**

3.4 Zerebral ischämisch induzierte Aktivierung endogener neuronaler Stammzellen **18**

3.5 Anti-tumorigene Wirkung endogener neuronaler Stammzellen **19**

3.6 Diskussion der eigenen Ergebnisse **20**

4 Zusammenfassung **31**

5 Literaturverzeichnis **35**

Verzeichnis der Abkürzungen und Symbole

A_1AR	A1 Adenosin Rezeptor
AdoR	Adenosinrezeptor
Akt	Murine thymoma viral oncogene
AMPA	L-α-Amino-3-hydroxy-5-methyloxazol-4-propionat
ATP	Adenosin-5-triphosphat
BDNF	Brain derived neurotrophic factor
bFGF	Basic fibroblast growth factor
BGT	Betaine GABA Transporter
BO	Bulbus olfaktorius
BrdU	5-Bromo-3'-Deoxyuridin
cAMP	Cyclic adenosine monophosphate
CD	Cluster of differentiation
CD8	Korezeptor des T-Zell-Antigenrezeptors
CCND1	Cyclin D1
CCND3	Cyclin D3
CD133	Oberflächenprotein Prominin
CDK4	Cyclin-dependent kinase 4
CDK6	Cyclin-dependent kinase 6
CDKN2A	Cyclin-dependent kinase inhibitor 2A
CNP	2',3'-Cyclic nucleotide 3'-phosphodiesterase
CNTF	Ciliary neurotrophic factor
CPA	N6-Cyclopentyladenosine
CX3CR1	Chemokine (C-X3-C motif) receptor 1
DBI	Diazepam binding inhibitor
DCX	Doublecortin
DiI	Di-octadecyl-tetramethylindocarbocyanine perchlorate
DMCM	Methyl-6,7-dimethoxy-4-ethyl-beta-carboline-3-carboxylate
DMEM	Dulbecco's Modified Eagle's Medium
DOI	(+/-)-1-(2,5-dimethoxy-4-iodophenyl)-2-aminopropane HCl
DsRed	Red fluorescent protein
EGFR	Epidermal growth factor receptor
FASL	Fas ligand
FBS	Fetal bovine serum
FCS	Fetal calf serum
FGF2	Fibroblast growth factor 2 (basic)
G0	G0-Phase des Zellzyklus
GABA	γ-Aminobuttersäure
GABA-RAP	GABAA-receptor-associated protein
GAD	Glutamatdecarboxylase
GAT	GABA-transporter
GBM	Glioblastoma multiforme
GD	Gyrus dentatus
GFAP	Glial fibrilary acid protein
GFP	Green fluorescent protein
GL261	Mouse glioma cell line
HE	Hämatoxilin-eosin
HGFSF	Hepatocyte growth factor/scattered factor

Iba	Ionizing calcium-binding adaptor molecule
IGF-1	Insulin-like growth factor 1 (somatomedin C)
IL	Interleukin
Ki-67	Proliferationsmarker
LPS	Lipopolysaccharide
MAOI-A	Monoamine oxidase type A inhibitors
MAPK	Mitogen-activated protein kinase
MDM2	Murine double minute Gen 2
MDM4	Murine double minute Gen 4
MMP	Metallopreotease
mRNA	Messenger ribonucleic acid
MCA	Middle cerebral artery
MCAo	Middle cerebral artery occlusion
MMP	Matrix Metallo-Proteinase
MRT	Magnetresonanztomographie
Neu-N	Neuronal nuclei
NG-2	Neuron-glial chondroitin sulfate proteoglycan
NGF	Nerve growth factor
NSAR	Nichsteroidale Antirheumatika
NSZ	Neuronale Stammzelle
O2A	Oligodendrocyte-type-2 astrocyte
$P16^{INK4a}$	Zyklin-abhängiger Kinaseinhibitor
p53	Zelluläres Tumorsupressorprotein
PBS	Phosphate buffered saline
PDGF	Platelet derived growth factor
PET	Positronenemissionstomographie
PI3K	Phosphoinositide-3 kinase
PSA-NCAM	Poly-sialated neural cell adhesion molecule
PTEN	Phosphatase and Tensin homolog deleted on chromosome Ten
Ras	Rat sarcoma oncogene
Rb	Retinoblastom
RMS	Rostral migratory stream
RNA	Ribonukleinsäure
RT-PCR	Reverse transcription polymerase chain reaction
S100ß	Calcium-bindendes Protein mit trophischen Eigenschaften
SVZ	Subventrikuläre Zone
TfR	Transferrin Rezeptor
TGF	Transforming growth factor
TNF	Tumour necrosis factor
Trk	Tropomyosin related kinase
TTX	Tetrodotoxin
TUNEL	Terminal deoxynucleotidyl transferase mediated dUTP nick end labelling
ZNS	Zentralnervensytem

1 Einleitung

Medizinhistorisch lässt sich die gezielt operative Behandlung glialer Hirntumore bis in die Mitte des 19. Jahrhunderts zurückverfolgen. Initiale Begeisterung nach der ersten, 1884 durchgeführten, offenen Hirntumoroperation durch Rickman Godlee und Hughes Bennett, der klinisch den Prozess lokalisierte (Kaye, 1995), legte sich aber bereits zu Beginn des nächsten Jahrhunderts, nachdem offenbar wurde, dass Patienten mit einem höhergradigen Gliom chirurgisch nicht geheilt werden konnten und das Überleben nur marginal verlängert werden konnte. Einen entscheidenden Beitrag in dem Bemühen, das chirurgische Outcome zu verbessern, lieferte Harvey Cushing mit elementar neuen Operationstechniken. Er war es auch, der das erste histologische Graduierungssystem für Gliome entwickelte und es mit dem klinischen Outcome korrelierte (Bailey, 1926). Dieses System basierte auf morphologischen Ähnlichkeiten von Gliomzellen mit Zelltypen, die im normalen Zentralnervensystem (ZNS) zu finden waren. Harvey Cushing und sein Kollege Percival Bailey beschrieben bereits damals eine wesentliche charakteristische Eigenschaft von Gliomen - ihr diffus infiltratives Wachstum, das die Unheilbarkeit durch eine chirurgische Resektion allein bedingt (Metcalfe, 2001). Die Hoffnung, mit der Einführung der Strahlentherapie daran etwas ändern zu können, erfüllte sich nicht. Obwohl sich die mittlere Überlebenszeit für höhergradige Gliome um mehrere Wochen verbesserte, änderte sie doch nichts am Langzeitüberleben. Die letztendliche Kombination von chirurgischer Tumorreduktion, postoperativer Bestrahlung und Chemotherapie, die mit der Verfügbarkeit Blut-Hirn-Schranken-gängiger Nitrosoharnstoffe möglich wurde, etablierte ein noch heute gültiges Standardprotokoll in der Behandlung maligner Gliome (Maher, 2001; Shapiro, 1999; Stupp, 2005).

Mitte des 19. Jahrhunderts prägte der deutsche Pathologe Rudolph Virchow den Begriff „Glia". Virchow wollte damit einem Zelltyp einen Namen geben, der die Neuronen des Zentralnervensystems ummantelt und von dem man damals annahm, dass er als eine Art „Kitt" (das ist die altgriechische Bedeutung des Wortes „glia") fungierte. Inzwischen weiß man, dass die Zahl der Gliazellen im Zentralnervensystem die der Neurone um ein Zehnfaches übersteigt. Weil Gliazellen aber elektrisch nicht erregbar sind, wurde ihnen lange Zeit sehr viel weniger Aufmerksamkeit gewidmet als ihren auffälligeren Nachbarn, den Neuronen, und es wurde ihnen nur eine Stützfunktion zugeschrieben. Erst der Fortschritt in der Zellbiologie in den letzten beiden Jahrzehnten ermöglichte Einblicke in die verschiedensten funktionalen Aspekte der Gliazellen, und es wurde immer deutlicher, dass Gliazellen keine passive Rolle spielen, sondern wichtige Funktionen in der Entwicklung, Erhaltung und in der Plastizität des Zentralnervensystems übernehmen. Sie bilden bei der Entwicklung des Nervensystems Leitstrukturen, sezernieren neurotrophe Faktoren und sind maßgeblich an immunologischen Prozessen im Gehirn beteiligt. Gerade bei pathologischen Zuständen des Zentralnervensystems und bei der Regeneration scheinen Gliazellen häufig involviert zu sein.

Einer der Hauptgründe für die Nicht-Resezierbarkeit von Glioblastomen (GBM) ist deren topographisch diffuses Wanderungsverhalten im ZNS. Bereits Scherer beschrieb dieses Wanderungsverhalten von Gliomzellen von der Haupttumormasse ins Hirnparenchym entlang präexistenter Strukturen (secondary structure of Scherer) (Scherer, 1940). Dieses Wanderungsverhalten der Glioblastomzellen im Hirnparenchym in Form von subpialer/ intrafaszikulärer Ausbreitung und perineuronaler/perivaskulärer Umhüllung ähnelt dabei sehr dem Wanderungsverhalten während der ZNS-Entwicklung. Überhaupt zeigen Gliome zahlreiche Eigenschaften von Vorläuferzellen, wie beschriebenes Wanderungsverhalten und Selbstreplikation, die letztendlich in der Frage münden müssen, ob die bis heute etablierte Hypothese der neoplastischen Transformation von ausdifferenzierter Neuroglia als Mechanismus der Gliomgenese in der Form noch gerechtfertigt ist, auch mit dem Wissen, dass adulte Neuroglia nicht mehr die einzige Population sich teilender Zellen im postnatalen ZNS darstellt, die somit empfänglich für eine neoplastische Transformation ist bzw. wäre (Stiles, 2008).

Wir wissen heute, dass sowohl neuronale Stammzellen als auch gliale Vorläuferzellen in verschiedenen Regionen des adulten Gehirnes existieren. Neuronale Stammzellen, die multipotent und selbstreplizierend sind, konnten bereits aus verschiedenen Regionen des ZNS isoliert werden, so aus der subventrikulären Zone (Sanai, 2004), dem Gyrus dentatus im Hippokampus (Eriksson, 1998) und der subkortikalen weißen Substanz (Nunes, 2003). Für Stammzellen des Gehirns bedeutet Multipotenz die Fähigkeit, die drei hauptsächlichen neuroektodermalen Zelltypen des Gehirns - Neurone, Astrozyten und Oligodendrozyten - hervorbringen zu können. Gliale Vorläuferzellen dagegen sind im gesamten Bereich der Neuroaxis entdeckt worden (Shoshan, 1999), so im Kortex (Roy, 1999), dem Corpus callosum (Palmer, 1999), dem Striatum (Palmer, 1995), in der periventrikulären weißen Substanz (Armstrong, 1992), in der subventrikulären Zone (Fidler, 1999), im Gyrus dentatus (Eriksson, 1998) und im Rückenmark (Shihabuddin, 1997). Unter Vorläuferzellen verstehen wir hierbei teilungsfähige, unipotente Stammzellen, aus denen somit Astrozyten und Oligodendrozyten hervorgehen können. Parallel zu der Frage, welcher Zelltyp letztendlich neoplastisch transformiert wird (Bjerkvig, 2005; Stiles, 2008), steht auch die Frage, welche Rolle dem ZNS-Milieu in seiner Gesamtheit und seinen Botenstoffen speziell für das biologische Verhalten glialer Hirntumore zukommt. Noch bis vor kurzem galt die Expression von Rezeptoren für Neurotransmitter und Neuromodulatoren ausschließlich neuronalen Zellen im ZNS vorbehalten. Aufgrund des Fehlens von synaptischen Strukturen galten Astrozyten, Oligodendrozyten und Mikroglia als nicht in den Informationsverarbeitungsprozess integriert (Kettenmann, 2004). Heute wissen wir, dass vor allem Astrozyten und Mikroglia funktionale Neurotransmitter- und Neuromodulatorenrezeptoren im selben Umfang wie Neurone exprimieren.

Die in dieser Schrift vorgestellte Forschung beschäftigt sich zunächst mit der Frage, welchen Einfluss klassische Botenstoffe des ZNS wie GABA (γ-Aminobuttersäure) und Adenosin auf das In-vivo- und In-situ-Verhalten glialer Hirntumore und deren Interaktion mit dem

ZNS ausüben. Dafür sind eigens neuartige Modelle entwickelt worden, die eine gezielte Untersuchung der Tumorzell-Hirnparenchym-Interaktion in situ erlaubt. Diese Arbeiten stellen die Grundlage für die Identifizierung und Charakterisierung eines erstmals durch uns beschriebenen Aktivierungsmechanismus von endogen neuronalen Stammzellen durch gliale Hirntumore dar.

1.1 Gliome

Gliale Tumore oder synonym Gliome besitzen eine Inzidenz von 5000 neu aufgetretenen Fällen pro Jahr in Deutschland und werden bislang neuropathologisch als primäre Hirntumore definiert, die histologisch, immunhistochemisch und ultrastrukturell Merkmale glialer Differenzierung aufweisen. Ihr exakter histogenetischer Ursprung ist unklar. Das bisher am häufigsten verwendete Klassifizierungssystem für Gliome ist das der WHO (World Health Organization) (Louis, 2007). In diesem Schema werden Gliome entsprechend ihrer angenommenen Differenzierungslinie klassifiziert, das bedeutet, je nachdem, ob sie Eigenschaften von Astrozyten, Oligodendrozyten oder Ependymzellen zeigen. Sie werden dann auf einer Skala von 1 bis 4 aufsteigend entsprechend ihrem Grad der Malignität eingeteilt. Histologische Kriterien von Malignität sind dabei eine hohe Zelldichte, hohe Mitoserate, Zellkernpleomorphie, strichförmige Nekrose mit Pseudopallisade und Gefäßproliferate. Einer der Gründe für die Therapieresistenz des Glioblastoma multiforme (GBM), der malignesten Form der Gliome, ist der komplexe Charakter der Tumorentität selbst. So deutet der Name bereits darauf hin, das Glioblastom ist multiform. Es ist multiform makroskopisch, mit Regionen von Nekrosen und Einblutungen, es ist multiform mikroskopisch mit Regionen von pleomorphen Zellkernen und Zellen, mikrovaskulärer Proliferation und pseudopalisadenförmig ausgerichteter Nekrose und es ist multiform genetisch mit zahlreichen Deletionen, Amplifikationen und Punktmutationen, die zu einer Aktivierung oder Unterbrechung zahlreicher Signaltransduktionskaskaden führen (Holland, 2000). So haben molekulargenetische Untersuchungen gezeigt, dass in Gliomen Wachstumsfaktoren und ihre Rezeptoren wie EGFR (epidermal growth factor), PDGF (platelet derived growth factor), FGF2 (fibroblast growth factor 2), CNTF (cilliary neurotrophic growth factor), die alle als Protoonkogene fungieren, für gewöhnlich überexprimiert und amplifiziert sein können. Zellzyklus steuernde Cyclin-abhängige Kinasen wie CDK4 (Übergang G_1/S Phase) und CDK6 (Übergang G_1/S Phase) und die Cycline CCND1 und CCND3 (beide Übergang G_1/S Phase) sind ebenfalls überexprimiert und amplifiziert. Das Tumorsuppressorgen p53 ist mutiert/deletiert und seine als Protoonkogene fungierenden Inhibitoren MDM2 und MDM4 sind überexprimiert und amplifiziert. Im Weiteren zeigt sich das häufigere Auftreten einer Unterbrechung der Zellzyklusruhephase (G_0) durch Verlust von $p16^{INK4a}$, einem Tumorsuppressorgen, Verlust von CDKN2A (CDK4 und CDK6 Inhibitor) und Verlust des Retinoblastomgens (RB), ebenfalls einem Tumorsuppressorgen (Holland, 2001). Zusätzlich zeigt das GBM den häufigen Verlust von 10q22-25, einer Chromosomenregion, die verschiedene Tumorsupressoren, vor allem PTEN (phosphatase and tensin homologue), beinhaltet (Holland, 2000). Auf eine Differenzierung zwischen primärem GBM (Typ 2 GBM, de novo GBM) und sekundärem GBM wird hier nicht näher eingegangen, ersteres ist u.a. gekennzeichnet durch das Fehlen von p53 Mutationen. Gliome zeigen insgesamt eine dezidiert intratumorale Heterogenität (Ishii, 1999), d.h. innerhalb desselben Tumors finden sich meist unterschiedlich differenzierte und unterschiedlich maligne Anteile. Es wird geschätzt, dass 1 von 1000 kultivierten p53-defizienten GBM-Zellen Genmutationen aufweist (Livingstone, 1992). Dies würde bedeuten, dass ein GBM in vivo bei einer geschätzten Zellzahl von 10^9 ca. 10^6 Zellen mit Genmutationen trägt.

Letztendlich stehen zurzeit folgende ungeklärte Fragen im Vordergrund:
(1.) Was ist der zelluläre Ursprung von Gliomen?
(2.) Was ist die Ätiologie und der Mechanismus des Migrations- und Invasionsverhaltens von Gliomen?
(3.) Was ist die Ätiologie und der Mechanismus der Gliom-Hirnparenchym-Interaktion?

Die hier vorliegende Schrift wird versuchen, Lösungsansätze auf diese Fragen zu geben.

1.2 Neuroglia und Mikroglia

Die Neuroglia setzt sich aus Makroglia und Mikroglia zusammen. Makrogliazellen umfassen Astrozyten, Oligodendrozyten und Schwann'sche Zellen, die wie die Neurone ektodermalen Ursprungs sind. Demgegenüber sind Mikrogliazellen makrophagenähnliche Zellen, die im Mesoderm entstehen und während der embryonalen Entwicklung in das Nervensystem einwandern. In besonders engem Kontakt zu den neuronalen chemischen Synapsen stehen die Astrozyten mit ihren "perisynaptischen Ausläufern". Im Gegensatz zu Neuronen kommunizieren Astrozyten nach heutigem Kenntnisstand nicht über schnelle chemische Synapsen miteinander sondern über zahlreiche elektrische Synapsen ("gap junctions") sowie parakrin über chemische Signalstoffe. Gliazellen setzen eine Reihe von Zytokinen, Neurotrophinen und Transmittern frei und können selbst Ziele neuronaler Signalstoffe und Synapsen sein. Es wird vermutet, dass die Neuroglia in vielfältiger Weise die synaptische Kommunikation moduliert und somit ein weitaus aktiverer Partner der Neurone bei der Informationsverarbeitung im Gehirn ist als bisher angenommen (Kettenmann, 2004). Mikrogliazellen, nach ihrem Entdecker auch Hortega-Zellen genannt, sind die residenten, mononukleären Phagozyten des ZNS. Sie fungieren somit als pathologische Sensoren und Effektoren des Gehirns und werden durch pathologische Ereignisse aktiviert also auch durch Gliome (Watters, 2005). Unter nichtpathologischen Bedingungen ist die Mikroglia durch eine weit verzweigte Morphologie gekennzeichnet (Nimmerjahn, 2005). Während das Soma der Zelle relativ fixiert im Gewebe verbleibt, sind die mikroglialen Fortsätze stets in Bewegung. Diese dynamische und kontinuierliche Bewegung erlaubt es der Zelle, die Umgebung auf jegliche Arten von Veränderungen abzusuchen.
Als potentiell zytotoxische Phagozyten an der unspezifischen Abwehr beteiligt, stellen sie

über ihre Fähigkeit zur Antigenpräsentation die Verbindung zur spezifischen Immunantwort her (Hanisch, 2007; Kreutzberg, 1996). Nicht nur körperfremdes Material und entartete Zellen sondern vermutlich schon geringste Störungen der Gewebehomöostase können die Mikroglia in einen aktivierten Zustand versetzen. Dementsprechend werden aktivierte Mikrogliazellen bei zahlreichen pathologischen Prozessen wie Schädelhirntraumata, ZNS-Infektionen, Schlaganfällen, degenerativen Erkrankungen und Hirntumoren histologisch nachgewiesen. Der mikrogliale Transformationsprozess ist nicht nur durch Veränderungen der Morphologie und Motilität charakterisiert. Mit der Aktivierung kommt es zur verstärkten oder De-novo-Expression verschiedener Oberflächenmarker, das Ionenkanalmuster ändert sich, und die phagozytotische Aktivität nimmt zu (Färber, 2005; Kettenmann, 2004). Mikrogliale Aktivierung ist zudem von einer enormen sekretorischen Leistung begleitet. Das Spektrum freigesetzter Substanzen reicht von reaktiven Sauerstoff- und Stickstoffverbindungen bis zu neuro- und immunregulatorischen Faktoren (Hanisch, 2007). Klinische und experimentelle Beobachtungen lassen den Schluss zu, dass die Aktivierung der Mikroglia nicht nur eine Folge pathologischer Veränderungen ist, sondern dass diese Zellen an deren Verlauf aktiv teilnehmen. Während der frühen Ontogenese an der Gewebereifung beteiligt, dient die im ZNS verbleibende Mikroglia nachfolgend als Sensor und Effektor pathophysiologischer Veränderungen. Dabei haben diese Zellen vermutlich überwiegend eine protektive und restaurative Funktion. Durch überschießende Reaktionen auf Aktivierung, beispielsweise eine exzessive Ausschüttung potentiell toxischer Substanzen, stehen sie allerdings zunehmend im Verdacht, unter bestimmten Bedingungen an sekundären Schadenskaskaden in Hirn und Rückenmark beteiligt zu sein. Die ontogenetische Herkunft von Mikrogliazellen war lange Zeit umstritten. Heute wird mehrheitlich die Auffassung vertreten, dass sie mesodermalen Ursprungs sind mit zwei Quellen: (1.) aus dem Dottersack eingewanderte Vorläuferzellen und (2.) nach der Vaskularisierung des Gehirns eingewanderte zirkulierende Monozyten (Chan, 2006). Mikrogliazellen weisen somit phänotypisch sowie funktional einige Gemeinsamkeiten mit Blutmonozyten und Gewebemakrophagen auf. Neuste Arbeiten zeigen, dass sich wahrscheinlich nicht die residenten Monozyten zu Mikroglia entwickeln, sondern eine Subpopulation von Monozyten, Ly-6C^{hi} Monozyten (Mildner, 2007).
Neben ihrer charakteristischen Morphologie unterscheiden sich Mikroglia auch in der Expression ihres Ionenkanalmusters von peripheren Monozyten und Makrophagen (Färber, 2005). Es existiert jedoch heute kein Antikörper, der in der Maus spezifisch Mikroglia, nicht aber Makrophagen anderer Gewebe markiert.
Verstärkt in den Blick der Forschung gelangt ebenfalls die Frage, welche Modulation die durch aktivierte Mikroglia und eindringende Makrophagen sezernierten inflammatorischen Zytokine wie TNF (tumor necrosis factor), IL-1 (interleukin-1) und IL-6 (interleukin-6) auf die Neurogenese haben können (Aarum, 2003; Ekdahl, 2003; Fields, 2002; Kempermann, 2003; Monje, 2003; Monje, 2002) und welche Rolle die Mikroglia letztlich bei Gliomen spielt (Platten, 2003).

Auf die Bedeutung von Mikroglia in ihrer Rolle als einer der Schlüsselmodulatoren im Prozess der Gliom-Hirnparenchym-Interaktion wird diese Schrift ebenfalls versuchen, Antworten zu geben.

1.3 Neuronale Stammzellen

Stammzellen zeichnen sich durch zwei charakteristische Eigenschaften aus, ihre Fähigkeit zur unbegrenzten Selbst-Erneuerung und ihre Potenz, Zelltypen des Körpers bilden zu können. Die Zygote als einzig totipotente Stammzelle kann einen vollständig neuen Organismus hervorbringen, die aus ihr entstehenden pluripotenten embryonalen Stammzellen alle Zelltypen des Organismus, aber keinen Gesamtorganismus mehr. Multipotente Stammzellen generieren alle Zelltypen des jeweiligen Keimblattes und sind Quelle für gewebespezifische Progenitorzellen, die nur noch begrenzte Fähigkeiten zur Selbsterneuerung besitzen. Aus ihnen entstehen letztlich terminal differenzierte Zellen. Aus embryonalen Stammzellen des Neuroektoderms entstehen neuronale Progenitorzellen, aus denen Neurone, Astrozyten und Oligidendrozyten hervorgehen können (Zhao, 2008).

Als adulte Stammzellen werden Gewebestammzellen bezeichnet, die auch im erwachsenen (adulten) menschlichen Organismus aus den unterschiedlichen Geweben isoliert werden können. Adulte neuronale Stammzellen (NSZ) konnten aus mehreren Regionen des erwachsenen Säugerhirns isoliert werden. Die Regionen mit spontaner Neurogenese bis ins hohe Erwachsenenalter umfassen den Gyrus dentatus (GD) des Hippokampus und ein System aus subventrikulärer Zone (SVZ), rostral migratorischem Strom (RMS) und Bulbus olfaktorius (BO). Die SVZ und der GD werden beide auch als die Stammzellnischen des Gehirns bezeichnet (Jackson, 2008; Zhao, 2008). Die Existenz adulter Neurogenese im Gyrus dentatus des Hippokampus auch von Menschen ist etabliert (Eriksson, 1998). Über die Existenz eines humanen RMS mit „chain migration" von in der SVZ gebildeten Neuroblasten wird aber weiterhin diskutiert (Curtis, 2007; Sanai, 2007; Sanai, 2004).

Neben neuronalen Vorläuferzellen scheinen aber auch radiale Gliazellen, die während der Embryonalentwicklung Leitstrukturen für die neuronale Migration von Vorläuferzellen bilden, Stammzellaktivität zu besitzen und diese Eigenschaft auch noch im adulten Gehirn aufzuweisen (Ihrie, 2008; Malatesta, 2008; Pinto, 2007).

Welcher Zelltyp die eigentliche Stammzelle in den neurogenen Zonen darstellt, ist bisher letztlich nicht eindeutig geklärt. Dies ist auch darin begründet, dass im Gegensatz zu anderen Stammzelltypen neuronale Stammzellen bisher nicht über einen spezifischen Zellmarker identifiziert und definiert werden können. Existierende Kandidatenmarker umfassen nicht alle neuronale Stammzellen sondern nur jeweilige Subfraktionen der Zellen zu einem bestimmten Zeitpunkt ihrer Differenzierung. Verkomplizierend kommt hinzu, dass organspezifische Stammzellen ihre Spezifität auf mehrere Organe umstellen können (Trans-Differenzierung), so z.B. hämatopoetische Stammzellen in vivo und in vitro neuronal ausreifen (Jiang, 2003; Priller, 2001; Priller, 2001). Neue Untersuchungen zeigen darüber hinaus, dass hämatopoetische Stammzellen mit anderen Zellen fusionieren können (Alvarez-Dolado, 2007; Alvarez-Dolado, 2003; Johansson, 2008; Pawelek, 2008). Nach wissenschaftlicher Etablierung einer begrenzt adulten zellulären Plastizität des Säugetiergehirnes (Carpenter, 1999; Nunes, 2003) stehen jetzt die Charakterisierung und Identifizierung der modulativen Ressourcen adulter Stamm- und Vorläuferzellen bei pathologischen Prozessen wissenschaftlich im Vordergrund (Daley, 2008; Kempermann 2006; Rossi, 2008). Wie bereits erwähnt, ist die Frage, womit wir es bei Gliomen morphologisch und auf Einzelzellniveau zu tun haben, gänzlich ungeklärt. Die Hypothese der Entstehung von Gliomen aus Stammzellen wird u.a. durch die Beobachtung gestützt, dass die kombinierte Aktivierung von Ras und Akt (beides Protoonkogene) in neuronalen Vorläuferzellen zur Bildung von Glioblastomen in der Maus führt (Holland, 2000). Ferner konnten tumorinitiierende Zellen aus Gliomen isoliert und charakterisiert werden. Diese Tumorstammzellen teilen charakteristische Eigenschaften mit den im adulten ZNS existierenden NSZ. So exprimieren NSZ und Tumorstammzellen die Markerproteine Nestin und CD133 (Bao, 2006; Hemmati, 2003; Galli, 2004; Singh, 2003; Singh, 2004). Es wird deshalb spekuliert, inwieweit Gliome aus transformierten neuronalen Stammzellen hervorgehen könnten. Andererseits haben Studien das Potential neuronaler Stammzellen z.B. als therapeutische Vehikel zur Behandlung experimenteller Gliome aufgrund ihrer ausgeprägten Migrationseigenschaften gezeigt (Aboody, 2000). Die Frage, ob Gliome letztlich aus einer zumindest multipotenten neuronalen Stammzelle hervorgehen, ist bisher nicht geklärt bzw. beantwortet. Teilweise erklären könnte diese Hypothese aber zum einen die sehr unterschiedliche gliale Differenzierung und zum anderen die abortive neuronale Differenzierung in diesen Tumoren (Labrakakis, 1998; Labrakakis, 1998; Labrakakis, 1997). Die in dieser Schrift präsentierten Daten werden sich mit der Frage auseinandersetzen, ob der für immortalisierte neuronale Vorläuferzellen bekannte Tropismus (Aboody, 2000) und antitumorerzeugende Effekt in vitro und in vivo (Staflin, 2004) für Glioblastome auch für endogene neuronale Vorläuferzellen existiert und ob dieser Tropismus spezifisch für Glioblastome ist und sich zu anderen ZNS-Pathologien, wie z.B. der Ischämie, abgrenzen lässt.

1.4 Zentrale Neurotransmitterrezeptoren

Neurologisch aktive Substanzen werden in zwei verschiedene Klassen unterteilt, Neurotransmitter und Neuromodulatoren. Neurotransmitter stellen die klassischen chemischen Botenstoffe dar und als Neuromodulatoren werden diejenigen im ZNS wirkenden Substanzen zusammengefasst, die nicht alle Kriterien eines Neurotransmitters erfüllen. Per definitionem müssen Neurotransmitter von einem Neuron selbst synthetisiert werden, in den präsynaptischen Endigungen vorkommen und im synaptischen Spalt in einer Menge freigesetzt werden, um an der postsynaptischen Membran eine Erregung oder Hemmung der elektrischen Membranantwort herbeizuführen. Zu den Neuromodulatoren zählen die

Neuropeptide, derzeit sind mehr als 50 neuroaktive Peptide identifiziert und die nichtpeptidergen Neuromodulatoren wie z.B. die Purine (Adenosin). Zu den Neurotransmittern zählen Acetylcholin, die biogenen Amine (Dopamin, Serotonin, Noradrenalin, Adrenalin, Histamin) und die Aminosäuren Glutamat, Glyzin und GABA (γ-Aminobuttersäure). GABA ist der bedeutendste inhibitorische Neurotransmitter und ist sowohl für die Regulation der synaptischen Transmission als auch für die Inhibition der neuronalen Aktivität zuständig. GABA wird aus Glutamat unter Katalyse der Glutamat-Decarboxylase (GAD) synthetisiert. Die Wirkungen werden durch drei verschiedene Rezeptoren, $GABA_A$, $GABA_B$ und $GABA_C$, vermittelt. Bei den $GABA_A$-Rezeptoren handelt es sich um ligandengesteuerte Chloridionenkanäle, die aus verschiedenen Untereinheiten (α1-6, β1-3, γ1-3, δ, ρ1-2) bestehen (Antonopoulos, 1997; Tyndale, 1994) und durch GABA geöffnet werden. $GABA_A$-Rezeptoren zeigen eine pentamere Untereinheitenstruktur, die zu verschiedenen Familien gehören können, aber alle aus jeweils 4 transmembranären Domänen bestehen. Ein selektiver $GABA_A$-Agonist ist das Fliegenpilzgift Muscimol, ein kompetitiver Antagonist das Alkaloid und Krampfgift Bicucullin. Ionotrope $GABA_A$-Rezeptoren werden von Astrozyten in vitro und in situ exprimiert (Fraser, 1995; Kettenmann, 1987). Im Gegensatz zu ausgereift neuronalen $GABA_A$-Rezeptoren führt ihre Aktivierung in Astrozyten aber zu einer ausgeprägten Depolarisation. Neben der Öffnung von Cl⁻-Kanälen führt eine Aktivierung von $GABA_A$-Rezeptoren in Astrozyten zu einer lang anhaltenden Blockade der K⁺-Leitfähigkeit und einer Aktivierung spannungsgeregelter Ca^{2+}-Kanäle (Kettenmann, 1984).

Adenosin wird von metabolisch aktiven Zellen über die Degradierung von ATP freigesetzt und wirkt als Ligand der sogenannten Adenosinrezeptoren (P1; AdoR), einer Familie G-Proteingekoppelter 7-Transmembrandomänen-Rezeptoren, von denen bisher 4 Subtypen A_1, A_{2A}, A_{2B}, A_3 bekannt sind (Fredholm, 2001). Adenosin vermittelt bei den A_1-Adenosin-Rezeptoren (A_1AR) Signale über inhibierende G-Proteine (Gαi), die die Adenylylcyclase inhibieren und somit das cAMP-Niveau der Zelle erniedrigen. Gαi wirkt hauptsächlich als Stimulator der Phospholipase C und erhöht hierdurch den Ca^{2+}-Spiegel der Zelle, kann aber auch über seine βγ-Untereinheit über p21ras die MAPK- (mitogen activated protein kinase) Kaskade aktivieren. Es ist bekannt, dass Astrozyten alle vier Subtypen von Adenosinrezeptoren exprimieren und die Aktivierung von A_1AR auf ihnen die Produktion von neurotrophen Faktoren wie NGF (nerve growth factor), TGFβ (transforming growth factor) und S100β stimuliert (Ciccarelli, 2001).

Die Annahme, dass Neurotransmitter chemische Botenstoffe sind, die ausschließlich der Signalübertragung zwischen Neuronen dienen und die bereits geschilderte Vermutung, dass es sich bei der Neuroglia um rein passive Zellen handelt, ist z.B. anhand der Interaktionen des Neurotransmitters Glutamat an Astrozyten umfangreich widerlegt (Bezzi, 2004; Bezzi, 2001; Takano, 2005; Volterra, 2005). Darüber hinaus ist bekannt, dass die exzessive Freisetzung von Glutamat und der gleichzeitige Verlust der Wiederaufnahme einen entscheidenden Mechanismus der Glioblastomexpansion und parallelen Neurotoxizität darstellt (Sontheimer,

2003; Takano, 2001). Glioblastome exprimieren Ca^{2+}-permeable AMPA Glutamatrezeptoren, denen die Glutamatrezeptor-2-Untereinheit fehlt. Diese Ca^{2+}-Permeabilität ist eine entscheidende Eigenschaft für Proliferation und Migration. Die vermehrte Expression der Glutamatrezeptor-2-Untereinheit führt zu Ca^{2+}-impermeablen Glutamatrezeptoren, die bei Glioblastomen zur Apoptose und Hemmung der Invasion führt (Ishiuchi, 2002). Über ein modifiziertes Glutamat-Signal erreichen Glioblastome somit sowohl die Stimulation ihres eigenen Wachstums und Invasion, während sie gleichzeitig sie umgebende Zellen (Neurone) vernichten. Es zeigt sich somit am Beispiel des Glutamats, dass es weit mehr als nur ein neuronaler Botenstoff ist (Nedergaard, 2002) und wir in Bezug zur Pathologie der Gliome wieder bei der Frage des zellulären Ursprunges und seiner Modulation sind.

2 Zielstellung der Arbeit

Zielstellung der hier vorliegenden Arbeit ist es, die Interaktion zwischen glialen Tumoren des Zentralnervensystems und dem Hirnparenchym wissenschaftlich zu untersuchen.

Zellulär liegt in Hinblick auf diese Fragestellung der Schwerpunkt auf glialen Tumorzellen und der Mikroglia als immunkompetente Zelle des ZNS. Um diese Interaktion untersuchen zu können, mussten zunächst Modelle entwickelt werden, die eine eindeutige Identifizierung und Modulation beider Zelltypen sowohl in vitro als auch in vivo ermöglichen.

Humoral liegt der Schwerpunkt auf Neurotransmittern und Neuromodulatoren des ZNS. Fragestellungen hinsichtlich der Interaktion selbst sind neben Mechanismen des Migrations- und Invasionsverhaltens beider Zelltypen auch mögliche induzierbare antitumorerzeugende Effekte.

Ein während dieser Untersuchungen durch uns neu entdeckter zellulärer Mitspieler sind endogene neuronale Vorläuferzellen. Hier stellte sich uns die Frage, ob der für immortalisierte neuronale Vorläuferzellen bekannte Tropismus und antitumorerzeugende Effekt in vitro und in vivo für Glioblastome auch für endogen neuronale Vorläuferzellen existiert und ob dieser Tropismus spezifisch für Glioblastome ist und sich zu anderen ZNS-Pathologien, wie z.B. der Ischämie, abgrenzen lässt. Auch hier mussten zunächst Modelle entwickelt werden, die es erlauben, Tumorzellen (Tumorstammzellen) von neuronalen Vorläuferzellen sicher zu differenzieren.

3 Ergebnisse

3.1 Die Bedeutung funktionaler $GABA_A$-Rezeptoren

Synowitz M, Ahmann P, Matyash M, Kuhn SA, Hofmann B, Zimmer C, Kirchhoff F, Kiwit JC, Kettenmann H. GABA(A)-receptor expression in glioma cells is triggered by contact with neuronal cells. **Eur J Neurosci** (2001) vol. 14 (8) pp. 1294-302

In dieser Arbeit konnte gezeigt werden, dass die Expression von funktionalen $GABA_A$-Rezeptoren in Gliomen mit dem Grad ihrer Malignität korreliert. Niedriggradige Gliome exprimieren den Rezeptor, während höhergradige Gliome und Gliomzelllinien den Rezeptor nicht aufweisen. Experimentelle Glioblastomzelllinien wurden mit einem Fluoreszenzprotein vor Injektion im Ratten-Gliom-Modell stabil markiert. Dies ermöglichte die eindeutige Identifizierung der Tumorzellen im akuten Hirnschnittpräparat von 14 Tage alten Glioblastom tragenden Tieren. Elektrophysiologische Untersuchungen auf Einzelzellniveau erfolgten mittels der Patch-clamp- Technik. Ca. 40% der untersuchten Zellen zeigten die Expression von $GABA_A$-Rezeptoren in situ. Um den Mechanismus der durch das Hirnparenchym induzierten $GABA_A$-Rezeptor- Expression zu evaluieren, führten wir Co-Kultur-Experimente von Glioblastomzelllinien mit primär kultivierten Astrozyten, Oligodendrozyten, Mikroglia, Endothelzellen, Fibroblasten und Neuronen durch. Ausschließlich in Co-Kulturen von Tumorzellen mit Neuronen fand sich eine Induktion des $GABA_A$-Rezeptors. Diese Induktion erfolgte zellvermittelt und zu 100%. Die Modulation des $GABA_A$-Rezeptors in diesen Co-Kulturen zeigte einen signifikanten Einfluss auf den Tumorzellmetabolismus. Die hier beobachtete $GABA_A$-Rezeptor-Induktion auf Glioblastomzellen in situ initiiert sowohl eine Aktivierung der Cl^-- Leitfähigkeit als auch eine lang anhaltende Blockade der Ruhe-K^+-Leitfähigkeit. Dieser Effekt wird ebenfalls in glialen Vorläuferzellen, Bergmann-Gliazellen und Körnerzellen beobachtet. Der „in situ" $GABA_A$-Induktionsmechanismus erfolgt direkt zellvermittelt zwischen Neuronen und Glioblastomzellen und die Expression des $GABA_A$-Rezeptors nach direkter Neuronen vermittelter Induzierung auf Glioblastomzellen ist selbst proliferationshemmend.

3.2 Die Bedeutung funktionaler A_1-Adenosin-Rezeptoren (A_1AR)

Synowitz M, Glass R, Färber K, Markovic D, Kronenberg G, Herrmann K, Schnermann J, Nolte C, van Rooijen N, Kiwit J, Kettenmann H. A1 adenosine receptors in microglia control glioblastoma-host interaction.
Cancer Res (2006) vol. 66 (17) pp. 8550-7

Diese Arbeit konnte aufzeigen, dass das Wachstum experimentell induzierter Glioblastome in A_1-Adenosin-Rezeptor (A_1AR)-defizienten Mäusen signifikant gesteigert ist und mit einer ebenfalls signifikant erhöhten Akkumulation von Mikrogliazellen im Tumor und der Tumorrandzone assoziiert ist. A_1AR werden prominent in Tumorzell-assoziierter Mikroglia in experimentellen und humanen Glioblastomen in situ und in vitro exprimiert im Vergleich zu nicht-Tumorzell-assoziierter Mikroglia, z.B. in der kontralateralen Hemisphäre tumortragender Tiere. Um die Funktionalität der A_1AR Expression während der Glioblastom-Hirnparenchym-Interaktion zu testen, studierten wir das Wachstum experimenteller Glioblastome in organotypischen Hirnschnittkulturen. Die spezifische Aktivierung von A_1AR in Glioblastom-injizierten Hirnschnittkulturen führte dabei zu einer signifikanten Tumorreduktion über einen Beobachtungszeitraum von vier Tagen. Nach selektiver Ausschaltung der Mikroglia im Hirnschnittkulturmodell und anschließender Glioblastominduktion führte die spezifische Modulation des A_1AR in situ zu keiner signifikanten Beeinflussung des Tumorwachstums.

3.3 Glioblastom-induzierter Tropismus endogener neuronaler Stammzellen

Glass R*, **Synowitz M***, Kronenberg G, Walzlein JH, Markovic DS, Wang LP, Gast D, Kiwit J, Kempermann G, Kettenmann H. Glioblastoma-induced attraction of endogenous neural precursor cells is associated with improved survival.
J Neurosci (2005) vol. 25 (10) pp. 2637-46 *contributed equally

Neuronale Stammzellen tragen entscheidend zur Neurogenese im erwachsenen Gehirn und zu einem geringen Anteil auch zu Reparaturmechanismen im ZNS bei. In dieser Studie konnten wir erstmals aufzeigen, dass endogene neuronale Stammzellen gerichtet von der subventrikulären Zone zu experimentellen Glioblastomen in situ wandern und sie umhüllen. Diese Assoziation von endogen neuronalen Stammzellen mit syngenen Tumortransplantaten wurde nach der Glioblastominduktion von DsRed-mearkierten GL261- Glioblastomzellen ins Frontalhirn transgener Mäuse, die das Fluoreszenzprotein GFP unter der Kontrolle des Nestin-Promoters exprimieren (Nestin-GFP), beobachtet. 14 Tage postoperativ bildeten Nestin-GFP positive Zellen einen aus mehreren Schichten bestehenden Mantel um den Tumor und exprimierten Oberflächenmarker, die charakteristisch für „noncommitted" und „committed" Vorläuferzellen sind. Nestin-GFP-positive Zellen wurden darüber hinaus in akuten Hirnschnitten elektrophysiologisch charakterisiert. 5-Bromodeoxyuridine-Markierungen und „dye tracing" Experimente offenbarten den Ursprung der Glioblastom-assoziierten Vorläuferzellen in der subventrikulären Zone (SVZ). Darüber hinaus konnten wir mit Explantatkulturen der SVZ den Tropismus der neuronalen Vorläuferzellen für Glioblastome bestätigen. Die Glioblastom-induzierte Akkumulation von endogen neuronalen Vorläuferzellen sinkt mit zunehmendem Alter der Tumorempfänger. Diese Beobachtung korreliert signifikant mit einem gesteigerten Glioblastomwachstum und einer signifikant verkürzten Überlebenszeit bei alten, ausgereiften Mäusen. Eine Co-Injektion von Glioblastomzellen mit neuronalen Vorläuferzellen verbesserte das Überleben alter Mäuse signifikant auf das Niveau junger Tiere. Co-Kultur-Experimente zeigen, dass neuronale Vorläuferzellen die Proliferation von Glioblastomzellen hemmen und Apoptose in den Tumorzellen induzieren. Unsere Ergebnisse sind ein erstes Indiz dafür, dass Glioblastome endogene neuronale Vorläuferzellen anlocken können und die Präsenz neuronaler Vorläuferzellen selbst antitumorigen ist und mit zunehmenden Alter abnimmt.

3.4 Zerebral ischämisch induzierte Aktivierung endogen neuronaler Stammzellen
Kronenberg G*, Wang LP*, **Synowitz M***, Gertz K, Katchanov J, Glass R, Harms C, Kempermann G, Kettenmann H, Endres M. Nestin-expressing cells divide and adopt a complex electrophysiologic phenotype after transient brain ischemia. **J Cereb Blood Flow Metab** (2005) vol. 25 (12) pp. 1613-24 *contributed equally

Im Rahmen einer zerebralen Ischämie kann eine Aufregulation des Intermediärfilamentes Nestin beobachtet werden. Die Bedeutung dieser Aufregulation ist bisher nicht entschlüsselt. In dieser Studie nutzten wir transgene Mäuse, die das Fluoreszenzprotein GFP (green fluorescent protein) unter der Kontrolle des Nestin-Promoter exprimieren, um das Schicksal Nestin-exprimierender Zellen bis zu 8 Wochen nach 30 minütigem Verschluss der Arteria cerebri media (MCAo) und Reperfusion zu untersuchen. Die Population Nestin-GFP positiver Zellen stieg im Bereich der Penumbra und des Zentrums der ischämischen Läsion bis zu 4 Tagen an, wurde nicht TUNEL-positiv und konnte bis zu 8 Wochen in der Läsionsnarbe nachgewiesen werden. Nestin-GFP positive Zellen proliferieren in situ und unterziehen sich einer vollständigen Zellteilung. Nestin-GFP positive Zellen werden nicht aus der subventrikulären Zone rekrutiert. Nestin-GFP positive Zellen exprimieren NG-2 und das Nestinprotein, aber nicht typische Marker ausgereifter Astrozyten wie GFAP oder S100β. Umgekehrt zeigt die Mehrzahl GFAP positiver Zellen keine Nestin-Expression und umgibt die ischämische Läsion vier Tage. Patch-clamp Untersuchungen in akuten Hirnschnitten von Kontrollen zeigen, dass ca. 50% aller Nestin-GFP positiven Zellen komplexe Membraneigenschaften aufweisen. Im Gegensatz dazu zeigen alle Nestin-GFP positiven Zellen vier Tagen nach MCAo diese Membraneigenschaften. Wir schlussfolgern daraus, dass der Wandel der physiologischen Eigenschaften Nestin-GFP positiver Zellen durch den ischämischen Insult induziert wird.

3.5 Antitumorigener Effekt endogener neuronaler Vorläuferzellen

Walzlein JH*, **Synowitz M***, Engels B, Markovic D, Gabrusiewicz K, Nikolaev E, Yoshikawa K, Kaminska B, Kempermann G, Uckert W, Kaczmarek L, Kettenmann H, Glass R

The anti-tumorigenic response of neural precursors depends on subventricular proliferation and age

Stem Cells (2008), pp *contributed equally

Endogen neuronale Vorläuferzellen sind anti-tumorigen gegen ein experimentell induziertes Glioblastom in Mäusen und sind in der Lage auf diesen Tumor zu migrieren, um dort Glioblastomzell-Apoptose zu induzieren. In dieser Arbeit konnten wir zeigen, dass der anti-tumorigene Effekt von neuronalen Vorläuferzellen altersabhängig über eine Steuerung der Zellproliferation in der SVZ kontrolliert wird und dass neuronale Vorläuferzellen, die sich im Bereich der Tumorrandzone ansammeln, von ihrem physiologisch vorgegebenen Weg im rostral migratorischen Strom zum Bulbus olfaktorius abgezweigt werden. Experimentell induzierte Glioblastome führen zu einer Reduktion der Proliferation von neuronalen Vorläuferzellen in der SVZ erwachsener Mäuse (Alter 90 Tage), aber nicht in jungen Tieren (Alter 30 Tage). Erwachsene Tiere können somit weniger endogene neuronale Vorläuferzellen an den Tumor liefern und haben signifikant größere Tumore im Vergleich zu jungen Tieren. Dieser Unterschied in der induzierten Zellproliferation in der SVZ auf ein Glioblastom zwischen jungen und erwachsenen Tieren existiert nicht in der Gesamtzellzahl und der Apoptosezahl in der SVZ. Es besteht ebenfalls kein Unterschied in der Quantifizierung der Angiogenese- und Immunzelldensität in den Tumoren zwischen jungen und erwachsenen Tieren. Die Fähigkeit von neuronalen Vorläuferzellen aus der SVZ von jungen und alten Tieren Glioblastomzell-Apoptose zu induzieren unterscheidet sich nicht. Die proliferative Fähigkeit von neuronalen Vorläuferzellen auf ein Glioblastom ist von der Expression von D-Typ Cyclinen abhängig. In jungen Tieren exprimieren neuronale Vorläuferzellen sowohl Cyclin D1 als auch Cyclin D2. Physiologisch-altersbedingt kommt es zu einem Verlust von Cyclin D1, so dass neuronale Vorläuferzellen im Erwachsenenalter nur noch Cyclin D2 exprimieren. In jungen und alten Cyclin D2-defizienten Tieren beobachteten wir eine signifikant reduzierte Ansammlung von neuronalen Vorläuferzellen um experimentell induzierte Glioblastome, vergesellschaftet mit signifikant größeren Tumoren. Wir schlussfolgerten aus diesen Beobachtungen, dass Cyclin D1 und D2 essentiell für das anti-tumorigene Antwortpotential von neuronalen Vorläuferzellen in der SVZ sind. Der Verlust eines Cylins führt zu einem kleineren Pool von proliferierenden Vorläuferzellen in der SVZ, zu einer somit reduzierten Migration von Vorläuferzellen auf den Tumor und letztlich zu einer reduzierten anti-tumorigenen Aktivität von neuronalen Vorläuferzellen in der SVZ.

3.6 Diskussion der eigenen Ergebnisse

Neben ihrer Funktion als hauptinhibitorische Neurotransmitter im ZNS ist die Rolle von $GABA_A$-Rezeptoren als Differenzierungs-, Migrations- und Proliferationsfaktor während der ZNS-Entwicklung gesichert (Antonopoulos, 1997; Barker, 1998; Bolteus, 2004; Fueshko, 1998; Haydar, 2000; LoTurco, 1995; Maric, 1997; Nguyen, 2001; Nguyen, 2003; Owens, 2002). Die Idee, dass Neurotransmitter als chemische Signale während der Entwicklung fungieren können, ist nicht neu (McMahon, 1974). So werden im sich entwickelnden Kortex frühzeitig $GABA_A$- und Glutamatrezeptoren exprimiert, die über endogen freigesetzte Liganden hemmend auf die Proliferation einwirken (LoTurco, 1995). Die Hypothese, dass die Neurotransmitter-vermittelten Mechanismen, die während der ZNS-Entwicklung regulativ wirken, auch einen Einfluss auf die Genese von Glioblastomen haben könnten, ist naheliegend. Gerade der hier erstmals aufgezeigte Induktionsmechanismus der neuronal vermittelten $GABA_A$-Rezeptor-Expression auf Glioblastomzellen unterstützt diese Vermutung. Entscheidend neben der Frage der Rezeptorexpression ist die der Ligandenverfügbarkeit. Aus welchen Quellen könnte letztlich GABA kommen? Sind Neurone, Oligodendrozyten, Mikroglia/Makrophagen, reaktive Astrozyten, Astrozyten, Tumorzellen, Endothelzellen und/ oder Stammzellen Quelle für Produktion und Sekretion? Bekannte Hauptquelle der GABA-Produktion und Sekretion sind inhibitorische Neurone. Neben einer phasischen Inhibierung aus präsynaptischer GABA-Freisetzung, die eine nicht kontinuierliche $GABA_A$-Aktivierung bedingt, existiert aber auch eine tonische Inhibierung und demzufolge eine kontinuierliche Rezeptoraktivierung durch umgebendes GABA (Farrant, 2005; Semyanov, 2003; Semyanov, 2004). Diese kontinuierliche Aktivierung bedingt aber das Vorhandensein hochaffiner $GABA_A$-Rezeptoren. Mögliche Quelle für umgebendes GABA kann ein Überfluss (spillover) aus dem synaptischen Spalt sein (Ruiz, 2003; Scanziani, 2000). Unsererseits durchgeführte In-vivo-Mikrodialysestudien an F98- Glioblastom tragenden Fisher-Ratten zeigten im Gegensatz zur Literatur (Bianchi, 2004) deutlich erniedrigte GABA-Konzentrationen im Tumorrandbereich im Vergleich zur kontralateralen Hemisphäre (bisher unveröffentlichte Daten). Auch die Inhibierung von neuronalen GABA-Transportern stellt eine theoretische Möglichkeit dar. Es sind vier verschiedene Typen bekannt, GAT 1-3 und BGT (Betaine-GABA-Transporter). GAT-1 kommt vorwiegend auf Neuronen und weniger auf Astrozyten vor; GAT-2 ist in den Leptomeningen und dem Ependym lokalisiert; GAT-3 ist der häufigste GABA-Transporter auf Astrozyten und weniger häufig auf Neuronen. BGT befindet sich vorwiegend in der Niere (Borden, 1995; Borden, 1996) und BGT-1 und GAT-3 werden in experimentellen Glioblastomzelllinien beschrieben (Ruiz-Tachiquín, 2002). Den Transportern werden verschiedene Funktionen zugeschrieben, über die sie Einfluss auf die Regulation von Konzentration und Dauer der Anwesenheit von GABA im synaptischen Spalt, auf das Binden an die Zielsynapse, auf die Wiederaufnahme des Neurotransmitters in das präsynaptische Axon und auf die Kalzium-unabhängige Ausschüttung von GABA nehmen. Die GABA-Transporter gehören zu der

Familie der NaCl-abhängigen Plasmamembrantransporter. Astrozyten sind in der Lage, bis zu mehreren 100µM GABA pro Woche in vitro zu produzieren und zu sezernieren und damit letztlich hippokampale Neurone zu modulieren (Jow, 2004). In der Gegenwart von Neuronen wird aber extrazellulär vorhandenes GABA über GABA-Transporter entfernt und würde damit zur Modulation nicht zur Verfügung stehen. So ist aber GABA nach Freisetzung aus Astrozyten und vor Aufnahme durch Neurone in der Lage, $GABA_A$-Rezeptoren zu aktivieren und neuronale Aktivität zu modulieren (Liu, 2000). Eine weitere theoretische Möglichkeit als GABA-Ressource würde über die Decarboxylierung von Glutamat bestehen, die durch GAD (Glutamat-Decarboxylase) vermittelt wird. Glutamat selbst ist im peritumoralen Gewebe durch exzessive Ausschüttung aus Tumorzellen und Hemmung der Wiederaufnahme erhöht (Ye, 1999; Ye, 1999). RT-PCR Untersuchungen unsererseits zur Expression der beiden bekannten Isoformen der GAD (Glutamat-Decarboxylase) zeigen die Expression von GAD67-mRNA in F98-Glioblastomzellen aber nicht von GAD65-mRNA. Astrozyten hingegen exprimieren weder GAD65-mRNA noch GAD67-mRNA (bislang unveröffentlichte Daten).

Im Weiteren existieren mehrere Kandidatenmoleküle, die dafür bekannt sind, die Expression von funktionalen $GABA_A$-Rezeptoren zu kontrollieren. So steuert bFGF die Expression der α4, β1 und γ1 $GABA_A$-Rezeptor-Untereinheiten (Ma, 1998) und Testosteron α2 (Zhang, 1999). Ein weiterer ligandengesteuerter Chloridkanal neben dem $GABA_A$-Rezeptor ist der $GABA_C$- und der Glyzinrezeptor. Von uns durchgeführte elektrophysiologische Untersuchungen sowohl in vitro als auch in vivo zeigen keine Expression von funktionalen $GABA_C$- und Glyzinrezeptoren auf Glioblastomen, so dass die bisher beobachteten Eigenschaften der Expression von $GABA_A$-Rezeptoren auf Glioblastomen eine Eigenschaft des $GABA_A$-Rezeptors und nicht des Chloridkanals zu sein scheinen. Neuere Untersuchungen bekräftigen die These, das nicht-synpatisches GABA-signaling via $GABA_A$-Rezeptoren einen entscheidenden Einfluss auf die proliferative Kontrolle z.B. von neuronalen Vorläuferzellen in der subventrikulären Zone (SVZ) besitzt (Liu, 2005).

Weitere Bedeutung in Bezug auf den zellulären Mechanismus der $GABA_A$-Rezeptor-Expression auf Glioblastomen könnte dem zytosolisch angelagerten Protein GABAA-RAP (GABAA-receptor associated protein) zuteil werden, das an die $γ_2$-Untereinheit des $GABA_A$-Rezeptors bindet und dessen Verankerung im Zytoskelett steuert (Wang, 1999). Neuere Untersuchungen zeigen GABAA-RAP als Tumorsupressor bei Mamma-Karzinomen (Klebig, 2005). Immunhistochemische Untersuchungen unsererseits zeigen das Vorhandensein sowohl von GABAA-RAP als auch der $γ_2$-Untereinheit in experimentellen und humanen Glioblastomen. Interessant ist ebenfalls, dass Interaktionen zwischen GABA-RAP und Transferrin-Rezeptoren (TfR) beschrieben werden (Green, 2002). Transferrin ist ein Molekül, das im Eisenstoffwechsel aller Zellen eine wichtige Rolle spielt. Die TfR-Expression ist in sich teilenden Zellen gesteigert (Chitambar, 1983) und eine Überexpression ist für verschiedene Tumordignitäten, so auch für Glioblastome (Szekeres, 2002), beschrieben. Der $GABA_A$-Rezeptor besitzt neben einer Bindungsstelle für GABA weitere allosterische

Bindungsstellen für Benzodiazepine, Barbiturate und Steroide. Barbiturate erhöhen die Affinität des Rezeptors für GABA und verlängern die Öffnungsdauer des Chloridionen-Kanals um das Vier- bis Fünffache (in hoher Konzentration öffnen Barbiturate die Chlorid-Kanäle auch ohne GABA). Benzodiazepine erhöhen die Öffnungsfrequenz der Chloridkanäle und die Membranleitfähigkeit für Chlorid. Es ist bekannt, dass die Modulation des $GABA_A$-Rezeptors über Diazepam oder DMCM einen Einfluss auf die Proliferation von Astrozyten besitzt (Gandolfo, 1999) und dass DBI (Diazepam binding inhibitor) in Glioblastomen signifikant nachgewiesen werden konnte, wohingegen es in normalem Hirnparenchym nicht nachweisbar ist (Miettinen, 1995). $GABA_A$-Rezeptoren agieren ebenfalls im Immunsystem, wo ihre Aktivierung auf T-Zellen zur Inhibierung der anti-CD3 und antigen-spezifischen T-Zell-Proliferation führt, also insgesamt damit immunsuppressiv wirkt (Tian, 1999). Aktuelle Studien untermauern den anti-proliferativen Effekt von $GABA_A$-Rezeptoren bei Gallenblasen-Karzinomen (Fava, 2005).

Die hier präsentierten Daten belegen, dass eine selektive Ausschaltung von A_1AR im Prozess der Glioblastom-Hirnparenchym-Interaktion das Wachstum dieser Tumore signifikant unterstützt. Im Umkehrschluss bedeutet dies, dass über A_1AR agierendes Adenosin selbst einen inhibierenden Einfluss auf das Glioblastomwachstum nehmen kann. Im Kontext der Glioblastome werden A_1AR auf den Tumorzellen selbst und auf Tumorzell-assoziierter Mikroglia exprimiert. In einem unserer experimentellen Ansätze, in dem wir A_1AR-defiziente Mäuse nutzten, konnten wir die Bedeutung der Mikroglia für den funktional über A_1AR- vermittelten Effekt herausarbeiten. Dies schließt nicht aus, dass Adenosin selbst einen direkten Einfluss auf die Tumorzellen ausüben kann. Mikroglia hingegen akkumuliert im Tumorrand, und diese Akkumulation ist in A_1AR defizienten Tieren signifikant ausgeprägt. Die Bedeutung von Mikrogliazellen wird ferner bestätigt durch die Ergebnisse in unserem organotypischen Hirnschnittkulturmodell, wo wir einen Tumor-inhibierenden Effekt nur in Gegenwart von Mikroglia beobachten konnten. Parallel konnten wir unsere Beobachtung dadurch bestätigen, dass die Präsenz von Mikroglia per se Tumorwachstum-unterstützend ist (Markovic, 2005). Wir sahen keinen signifikanten Einfluss von Astrozyten, dies umso mehr, da frühere Studien einen Einfluss reaktiver Astrozyten im Prozess der A_1AR-Interaktion postulierten (Bauer, 2005).

Die Präsenz von Adenosinrezeptoren auf glialen Tumorzellen wurde bereits in früheren Studien beschrieben (Altiok, 1992; Nakahata, 1991). Eine kürzlich erschiene PET (Positronen Emmissions Tomographie)-Studie an Glioblastompatienten konnte spezifische Bindungsstellen für A_1AR-Liganden im Tumor und im Tumorrandbereich nachweisen (Bauer, 2005). Die Expression von Adenosinrezeptoren auf Mikroglia ist dahingegen etabliert und funktionale Kopplungen sind beschrieben. So exprimiert kultivierte Mikroglia A_2-Adenosin-Rezeptoren (A_2AR). Deren Aktivierung über den spezifischen Agonisten CGS 21680 triggert die Expression von K^+-Kanälen, welche wiederum an die mikrogliale Aktivierung geknüpft sind (Küst, 1999). Im Gegensatz dazu führt eine A_2AR-Stimulation in Ratten-Mikroglia zur Expression von NGF und dessen Freisetzung zur Vermittlung eines neuroprotektiven Effektes (Heese, 1997). Außerdem führt eine A_2AR-Aktivierung ebenfalls in Ratten-Mikroglia zur Expression von Cyclooxygenase-2 und zu einer resultierenden Freisetzung von Prostaglandin (Fiebich, 1996). Hammarberg et al. konnten die Expression von funktionalen A_3-Adenosin-Rezeptoren auf Maus-Mikroglia nachweisen, während sie keine Hinweise für die Existenz von A_1AR in ihrer Studie finden konnten (Hammarberg, 2003). Unsere auf immunhistochemischen Untersuchungen basierenden Ergebnisse belegen jedoch die Präsenz von A_1AR auf Mikrogliazellen. Unsere Daten zeigen, dass der Verlust von A_1AR zu einem Anstieg von tumorassoziierter Mikroglia führt. Dies kann sowohl durch gesteigerte Proliferation als auch Invasion bedingt sein. Die Bedeutung von Adenosin und von A_1AR selbst für die mikrogliale Proliferation/Migration bleibt kontrovers. So berichtet eine Studie, dass Adenosin die Proliferation von Mikrogliazellen stimuliert über eine simultane Aktivierung von A_1- und A_2-Adenosinrezeptoren (Gebicke-Haerter, 1996). Im Gegensatz dazu berichtet eine andere Studie, dass Adenosin die Proliferation von Mikrogliazellen über eine Aktivierung von A_1AR hemmt (Si, 1996). Darüber hinaus soll eine Adenosin-Stimulation des A_1AR zur Apoptose von Mikroglia führen (Ogata, 1996). Mittels Mikrodialyse gemessene extrazelluläre Adenosinkonzentrationen im Bereich von humanen Glioblastomen sind niedriger als im Vergleich zu Kontrollgewebe, 1,5µM zu 3µM (Melani, 2003).

Kürzlich erschienene Studien unterstützen die Vorstellung, dass Adenosinrezeptoren und speziell der A_1AR exzellente Ansatzpunkte für die Entwicklung von Medikamenten zur Behandlung zahlreicher ZNS-Erkrankungen sind (Fredholm, 2005). So verschlechtert der Verlust des A_1AR den klinischen Verlauf experimenteller Enzephalomyelitiden (Tsutsui, 2004). Es konnte wiederholt gezeigt werden, dass Adenosin über einen A_1AR-agierenden Mechanismus protektiv gegen Hypoxie und Ischämie wirken kann (Fredholm, 2005). So reduziert die Blockierung oder die Ausschaltung des A_1AR das Überleben nach hypoxischen Ereignissen (Johansson, 2001). In einem Modell für renale Ischämie und Reperfusionsschaden zeigen A_1AR-defiziente Mäuse einen Anstieg in der Produktion proinflammatorischer Mediatoren und einen erhöhten renalen Schaden (Lee, 2004; Lee, 2004). Im Modell der experimentellen Enzephalomyelitis zeigten A_1AR-defiziente Tiere neben einer gesteigerten Neuroinflammation eine erhöhte De-Myelinisierung und axonale Schäden (Tsutsui, 2004). Beide Studien schlussfolgern, dass A_1AR antiinflammatorische Funktionen vermitteln. Darüber hinaus sind in A_1AR-defizienten Tieren die Metalloproteasen MMP-9 und MMP-12 signifikant erhöht (Tsutsui, 2004). Dass Metalloproteasen (MMP) eine wichtige Rolle in der Glioblastomprogression spielen, ist unbestritten (Rao, 2003) und konnte hinsichtlich ihrer Bedeutung in der Interaktion mit Mikroglia auch durch uns gezeigt werden (Markovic, 2005). MMP-12, ebenfalls bekannt als Makrophagenelastase, ist eine MMP, die von aktivierten Mikroglia/Makrophagen produziert wird und bevorzugt Elastin degradiert (Werb, 1975). Somit könnte eine Hemmung der mikroglialen MMP-12-Sekretion über eine Aktivierung von A_1AR eine Inhibierung des Glioblastomwachstum in unserer Studie erklären. Adenosin scheint dabei aber nicht direkt die MMP-12-Expression in Mikroglia/Makrophagen zu steuern, da ein direkte Stimulation von kultivierten Makrophagen mit Adenosin-Agonisten nicht die Expression von MMP-12 induzierte (Sun, 2005). Es ist somit denkbar, dass eine Aufhebung des A_1AR-Signaling zu einer gesteigerten Produktion von Mediatoren im ZNS führt, und jene dann zu einer gesteigerten MMP-12-Produktion führen. Ein möglicher Kandidat dafür wäre Interleukin 13 (IL-13). Eine Beteiligung von IL-13 an der Produktion von MMP-12 konnte in anderen Modelsystemen gezeigt werden (Lanone, 2002).

Zusammenfassend zeigen unsere Ergebnisse, dass A_1AR eine antitumorigene Rolle in der Entwicklung von Glioblastomen spielen, die über Mikrogliazellen vermittelt wird.

Zusammenfassend weisen unsere Daten daraufhin, dass endogene neuronale Stammzellen (NSZ) einen ausgeprägten Tropismus für Glioblastome in vivo besitzen. Die Präsenz von NSZ im Tumorrandbereich ist verbunden mit einer signifikant verlängerten Überlebensrate und reduzierten Tumorgröße im Tiermodell, und NSZ zeigen in vitro einen antitumorigenen Effekt. Ein derartiger antitumoriger Effekt wurde bisher nur für immortalisierte, von exogen zugeführte Stammzellen aus Neugeborenenmäusen berichtet (Benedetti, 2000; Staflin, 2004), und es konnte in diesen Studien keine Beziehung zu endogenen NSZ hergestellt werden. Implantierte immortalisierte NSZ zeigen einen Tropismus für experimentelle Glioblastome (Aboody, 2000). Sowohl Tropismus als auch der beobachtete antitumorigene Effekt endogener NSZ sind Gegenstand nachfolgender Diskussion.

In dieser Studie können wir aufzeigen, dass die Präsenz akut isolierter, nicht-immortalisierter primär adulter NSZ bei Glioblastomen signifikant mit einem verbesserten Überleben korreliert. Weiterhin zeigt sich aus unserer Sicht, dass die beobachtete Ansammlung endogener NSZ um den Tumor herum stark einer intrinsischen Gewebereaktion ähnelt, da dieser Tropismus nicht initiiert werden konnte nach Injektion von Nicht-Tumorzellen (Fibroblasten, Astrozyten) und nach dem Setzen von Stichverletzungen. Dieser Glioblastom induzierte Tropismus endogener NSZ ist ebenfalls in „nicht-traumatisierten" Regionen anzutreffen. So invadieren DsRed-markierte GL261 Glioblastomzellen weit vom Tumor ins Hirnparenchym, wo wir ebenfalls zahlreiche endogene NSZ in enger Nachbarschaft zu den Tumorzellen finden konnten. Schließlich zeigen NSZ aus Explantaten der subventrikulären Zone in vitro eine zielgerichtete Wanderung auf Glioblastomzellaggregate, aber nicht auf anderes Gewebe. Ein weiteres Indiz, dass NSZ spezifisch durch Glioblastome angelockt werden.

Glioblastome können aus neuronalen Stammzellen entstehen, deren Proliferation und Differenzierung entkoppelt ist (Holland, 2000). Kürzlich erschienene Studien belegen, dass Glioblastome eine hohe Anzahl von Tumorstammzellen enthalten (Bao, 2006; Galli, 2004; Hemmati, 2003; Singh, 2003; Singh, 2004). Aus unserer Sicht haben wir im Rahmen dieser Studie den Blick auf die Beziehung von Stammzellen und Glioblastomen erweitert, indem wir demonstrieren konnten, dass endogene NSZ auf existierende Glioblastome reagieren und antitumorigene Effekte vermitteln. Wir untersuchten die Ansammlung von NSZ um Glioblastome über die Zeit und konnten dabei einen transienten Anstieg mit einem Peak 14

Tage nach Tumorinduktion feststellen. Über 14 Tage postoperativ hinaus kommt es zu einem Abfall der NSZ-Ansammlung bis zum 30. Tag. Die Reduktion der Anzahl von NSZ um den Tumor über die Zeit könnte Ausdruck einer progressiven Differenzierung der NSZ sein, die über vom Tumor sezernierte Wachstumsfaktoren initiiert wird. So sezernieren Glioblastome z.b. Faktoren wie IGF-I (insulin-like growth factor) (Hirano, 1999; Trojan, 1993) und könnten so die Differenzierung NSZ unterstützen (Arsenijevic, 1998). Die Sekretion solcher Faktoren könnte für den Tumor wichtig sein, um die Oberhand über die den Tumor umhüllenden NSZ zu behalten, zumal mit steigender Tumorgröße mehr Faktoren sezerniert werden können.

Die endogenen NSZ in unserem Modell entstammen der subventrikulären Zone und wandern über eine weite Distanz zum Tumor. Unsere Studie liefert sichere Daten, dass Glioblastome endogene NSZ aus der SVZ anlocken, die letztlich den Tumor umhüllen. Die Anzahl um den Tumor akkumulierender NSZ korreliert invers mit der Größe der Tumore. In Experimenten mit Versuchstieren unterschiedlichen Alters konnten wir zeigen, dass die Anzahl NSZ mit steigendem Lebensalter signifikant abnimmt. Exogen zugeführte NSZ in erwachsenen Tieren verlängern signifikant das Überleben dieser Tiere. Die Fähigkeit von endogenen NSZ, direkt mit der Tumorzellexpansion zu interferieren, konnten wir in vitro nachweisen. Co-Kulturen von primär kultivierten adulten endogenen NSZ mit Glioblastomzelllinien führten zu einer signifikanten Proliferationshemmung der Tumorzellen und induzierten Tumorzellapoptose. Beide Effekte ließen sich wiederholen mit NSZ konditioniertem Medium. Dies spricht dafür, dass (ein) lösliche(r) Faktor(en) die beobachteten Effekte vermittelt. Zusätzlich zur direkten Induktion des Tumorzelltodes durch NSZ kommen weitere Faktoren hinzu, die berücksichtigt werden müssen. In der Gruppe der älteren Versuchstiere spielt weiterhin die mit steigendem Alter abnehmende Immunkompetenz eine Rolle. So zeigen Tiere mit einem Durchschnittsalter von P600 signifikant weniger CD8 T-Zellen verglichen mit Tieren mit einem Alter von P300. Dies resultiert in einem signifikant verkürzten Überleben von experimentell Glioblastom tragenden Tieren (Wheeler, 2003). Jedoch spielt dieses Moment in unserer Studie mit Versuchstieren mit einem maximalen Alter von P300 keine entscheidende Rolle. Die Gesamtzahl von Thymozyten sinkt initial während der Entwicklung in jungen Mäusen, bleibt dann aber konstant bis zu einem Alter von P200 (Ortman, 2002). In unseren Versuchen beobachteten wir konsequent größere Tumorläsionen in Tieren bis zu P180 und darüber hinaus, begleitet von einem scharfen Abfall der Anzahl NSZ. Der moderate Abfall von Mikrogliazellen während des Alters (Ma, 2003) korreliert vermutlich nicht mit dem Grad der Tumorsuppression, weil Mikroglia selbst keine effektive Abwehr gegen Glioblastome leisten kann (Graeber, 2002).

Obwohl Nestin-GFP positive Zellen Hinweise für die Expression von Markern unreifer neuronaler Stammzellen zeigen (DCX und PSA-NACM), wird aus unserer Sicht der durch endogene NSZ vermittelte inhibierende Effekt auf die Glioblastomprogression doch eher durch eine direkte Interaktion von Tumorzellen und Stammzellen als durch einen Ersatz untergegangener Zellen durch die Stammzellen vermittelt. Diese Antwort kann interpretiert werden als ein Versuch intrinsischer antitumorigener Aktivität oder als Regeneration, die letztlich der Invasivität des Tumors erliegt. In jungen Tieren mit einem großen Pool an endogenen neuronalen Stammzellen könnte diese Reaktion dominanter als in älteren Tieren mit einem erniedrigten Pool sein. Interessant ist in diesem Zusammenhang unsere Beobachtung, dass humane Glioblastome bei Jugendlichen und Kindern DCX positive Stammzellen enthalten, die in Tumorproben Erwachsener nicht zu finden sind.

Die hier vorgestellten Daten in dieser Studie belegen den strengen Tropismus intrinsischer neuronaler Stammzellen als Antwort auf experimentelle Glioblastome, die das Tumorwachstum kontrollieren können. Diese Kontrolle versagt, wenn die Anzahl endogener NSZ mit steigendem Lebensalter abnimmt.

Unsere Studie zur Rolle von NSZ bei ZNS-Ischämien zeigt zusammengefasst folgende Hauptergebnisse: (1.) Nach milder Ischämie infolge einer Okklusion der Arteria cerebri media und anschließender Reperfusion ist ein Anstieg Nestin-GFP positiver Zellen im Zentrum der ischämischen Läsion zu beobachten. Diese Nestin-GFP positiven Zellen erleiden keinen Zelltod und persistieren innerhalb der glialen Narbe für mindestens 8 Wochen nach MCAo/Reperfusion. (2.) Die Mehrzahl Nestin-GFP positiver Zellen ist nach immunhistochemischen und räumlichen Verteilungskriterien grundsätzlich verschieden von GFAP positiven reaktiven Astrozyten. (3.) Nestin-GFP positive Zellen proliferieren in situ und erleben annähernd eine vollständige Zellteilung. Es ist mehr als unwahrscheinlich, dass der Anstieg Nestin-GFP positiver Zellen im ischämischen Striatum durch eine Migration endogener neuronaler Stammzellen aus der subventrikulären Zone bedingt ist. (4.) Innerhalb der ersten Wochen nach MCAo/Reperfusion erwerben Nestin-GFP positive Zellen elektrophysiologisch einen charakteristischen Phänotyp, der durch komplexe Membraneigenschaften charakterisiert ist. In der transgenen Maus, die wir in dieser Studie nutzten, können Nestin-GFP positive Zellen in ihren dreidimensionalen Strukturen auch im akuten Hirnschnitt visualisiert werden. Im Gegensatz dazu kann über eine immunhistochemische Nestinfärbung unter Verwendung spezifischer Antikörper nur eine ungleichmäßige Verteilung zytosolischer Signale beobachtet werden, speziell in den primären Ausläufern der Nestin exprimierenden Zellen. Das Herangehen über Nestin-GFP Mäuse in dieser Arbeit ist ein entscheidender Vorteil, da GFP sich frei in der gesamten Zelle verbreitet und damit wesentlich eine Analyse über Doppelfärbeexperimente erleichtert, besonders wenn das zweite Antigen eine nukleäre Färbung zeigt wie z.B. Ki67 oder TUNEL. Außerdem existiert eine Kreuzreaktion von Nestin-Antikörpern mit endothelialen Antikörpern (Nacher, 2001; Yagita, 2002) wohingegen in dem genetischen Konstrukt, das wir verwendeten, die GFP-Expression über eine neuronal-spezifische Enhancerregion des Nestin Promoters getriggert wird.

Reaktive Astrozytose – definiert als Proliferation und Hypertrophie von Astrozyten als Antwort auf Hirnverletzungen – spielt eine entscheidende Rolle im Prozess der Wundheilung (Lin, 1995). Sowohl Nestin als auch GFAP werden als Marker reaktiver Astrozyten angesehen, die nach Hirnverletzungen aufreguliert sind. Mehrere Arbeiten konnten zeigen, dass GFAP positive reaktive Astrozyten Nestin co-exprimieren (Duggal, 1997; Li, 1999; Lin, 1995). Hier können wir in einem Modell milder zerebraler Ischämie aufzeigen, dass Nestin-GFP positive Zellen und GFAP positive Zellen Bestandteile völlig verschiedener glialer Populationen sind. Zu frühen Zeitpunkten nach MCAo/Reperfusion waren lediglich 15% der Nestin-GFP positiven Zellen co-markiert mit GFAP, und umgekehrt waren lediglich 5% aller GFAP positiven Zellen Nestin-GFP immunpositiv. Nestin-GFP positive Zellen sind primär innerhalb der ischämsichen Läsion lokalisiert, wohingegen GFAP positive Zellen in dem das ischämische Areal umgebenden Parenchym lokalisiert sind, das intakt geblieben ist. Wir fanden einen hohen Grad an S100β Coexpression (ein Marker für ausgereifte Astrozyten (Filippov, 2003) in GFAP positiven Zellen um die Läsion, während praktisch keine S100β Immunreaktivität im Zentrum der ischämischen Läsion nachgewiesen werden konnte. Darüber hinaus fanden wir Nestin-GFP und GFAP doppelt positive Zellen. Diese Zellen waren primär in einer kleinen transitionalen Zone zwischen Läsion und Peripherie. Diese Untersuchungen stimmen mit früheren überein (Duggal, 1997; Li, 1999).

Nach experimentellen ZNS Stichverletzungen zeigen ortsständige NG2 positive Zellen keine GFAP Doppelmarkierung. Dafür zeigen sie häufig eine Doppelmarkierung mit Vimentin und Nestin und repräsentieren darüber hinaus die hauptproliferativen glialen Zelltypen (getrennt von Mikroglia/Makrophagen), welche sich zu einem späteren Zeitpunkt weiter differenzieren und zur Entwicklung der glialen Narbe beitragen (Alonso, 2005). Unsere Daten bestätigen diese Beobachtungen in der Form, dass alle Nestin-GFP positiven Zellen zu frühen Zeitpunkten nach MCAo/Reperfusion ebenfalls NG2 positiv sind, während NG2 positive Zellen selten GFAP positiv sind (15%). Neuere Studien konnten sowohl in vitro als auch in vivo zeigen, dass NG2 positive Zellen sich zu Astrozyten, Oligodendrozyten und Neuronen differenzieren können (Aguirre, 2004; Belachew, 2003). Wir fanden in unserer Studie, dass nur 16% aller Nestin-GFP positiven Zellen ebenfalls GFAP positiv waren und diese Zellen hauptsächlich in der Peripherie der Läsion lokalisiert sind.

Die Doppelmarkierung von Nestin-GFP positiven Zellen mit Proliferationsmarkern wie Ki67 zeigte eine relativ niedrige Proliferationsrate um ca. 10% zu frühen Zeitpunkten nach MCAo/Reperfusion. Durch kumulatives Färben neu gebildeter Zellen über eine kontinuierliche Administration von BrdU konnten wir aufzeigen, dass nach vier Tagen der Großteil der Nestin-GFP positiven Zellen auch BrdU positiv wurde. In Anbetracht, dass sich vier Tage nach MCAo/Reperfusion die Anzahl Nestin-GFP positiver Zellen fast verdoppelt hat und die Mutter- und Tochterzelle BrdU positiv nach Zellteilung wurden, schlussfolgerten wir, dass die Nestin-GFP positive Zelle ungefähr eine Runde der Zellteilung nach dem ischämischen Insult durchlaufen haben muss. Wir schlussfolgern weiterhin aus unseren Daten, dass der Anstieg Nestin-GFP positiver Zellen nach ischämischer Läsion primär durch eine in situ-Proliferation von ortsständigen Nestin-GFP positiven Zellen entstanden ist. Dies stimmt mit der Beobachtung überein, dass DiI Tracing Experimente keine Migration von endogenen Stammzellen aus der SVZ nachweisen konnten. GFAP positive reaktive Astrozyten zeigten eine vernachlässigbare Brdu-Inkorporation im Vergleich zu Nestin-GFP positiven Zellen. Aus unserer Sicht spricht dies dafür, dass zahlreiche die Läsion umgebende Astrozyten lediglich GFAP aufregulieren ohne folgende Zellteilung.

Nestin-GFP positive Zellen können basierend auf ihren Membranstromprofilen in passive und komplexe Typen klassifiziert werden. In Kontrolltieren zeigte sich, dass die Nestin-GFP Population je zur Hälfte aus beiden Zelltypen bestand. Wir waren nicht in der Lage, die elektrophysiologischen Eigenschaften einer Nestin-GFP positiven Zelle im Sinne von passiv und komplex anhand ihrer Morphologie oder ihres GFP Fluoreszenzlevels vorherzusagen. Das komplexe Strommusterprofil striataler Nestin-GFP positiver Zellen ist ebenfalls für gliale Vorläuferzellen beschrieben (Sontheimer, 1989), einer neu beschriebenen Subpopulation von Astrozyten in der CA1 Region des Hippokampus (Matthias, 2003) und einer Subpopulation von Vorläuferzellen im Gyrus dentatus (Fillipov, 2003). Das passive Stromprofil ist charakteristisch für die Mehrzahl der Astrozyten (D'Ambrosio, 1998; Steinhäuser, 1992). Als Antwort auf ischämische Läsionen beobachteten wir eine Verschiebung des Stromprofils in Nestin-GFP positiven Zellen zum komplexen Phänotyp hin. Tatsächlich zeigt die gesamte Population Nestin-GFP positiver Zellen vier Tage nach MCAo/Reperfusion einen elektrophysiologisch komplexen Phänotyp. Die Abwesenheit einer TUNEL-Reaktion in Nestin-GFP positiven Zellen und der Umstand, dass 24 Stunden nach ischämischem Insult Nestin-GFP positive Zellen mit passiven Membraneigenschaften immer noch vorhanden waren, lässt aus unserer Sicht die Schlussfolgerung zu, dass passive Nestin-GFP positive Zellen nicht einer Apoptose und einer selektiven Nekrose unterzogen werden (so dass komplexe Zellen selektiv über den Gesamtzeitraum überleben). Wir schlussfolgern aus unseren Daten, dass durch ein ischämisches Ereignis passive Nestin-GFP positive Zellen in komplexe transformiert werden. Zusätzlich zeigte sich in vorläufigen Experimenten, dass elektrophysiologisch komplexe Nestin-GFP positive Zellen zwar AMPA/Kainate Rezeptoren exprimieren aber keine Glutamattransporterströme aufweisen vergleichbar mit hippokampalen komplexen Astrozyten (Matthias, 2003). Es wird postuliert, dass komplexe Astrozyten einen Vorläufer „Astron" Zelltyp repräsentieren können, der einige gliale Eigenschaften bewahrt aber bereits auf neuronale Gene umgeschaltet hat (Matthias, 2003). Eine Untergruppe von Astrozyten mit komplexen Membraneigenschaften soll ebenfalls NG2 exprimieren (Matthias, 2003).

Zusammengefasst konnten wir zeigen, dass Nestin-GFP positive Zellen unter ischämischen Läsionen eine ausgesprochen vielseitige Population ist, die sich klar von GFAP positiven reaktiven Astrozyten abgrenzt. Dies verleitet zu der Vermutung, dass die beobachteten elektrophysiologischen Veränderungen nach Ischämie zu einer spezifischen Netzwerkfunktion von Nestin-GFP positiven Zellen gerichtet sein könnten.

In einer weiteren Studie zur Wechselwirkung von neuronalen Vorläuferzellen und glialen Hirntumoren konnten wir zeigen, dass neuronale Vorläuferzellen, die in Richtung experimentell induzierter Glioblastome migrieren, ihren zweifelsfreien Ursprung in der subventrikulären Zone besitzen. Dies gelang methodisch über eine retrovirale Markierung von Vorläuferzellen in der SVZ mittels stereotaktischer Injektion von fluoreszenz-gelabelten Retroviren in das Ventrikelsystem von Mäusen. Dies war ein entscheidender Schritt, da randständige Astrozyten im Bereich eines experimentell induzierten Glioblastoms sekundär Nestin aufregulieren können, dann als lokale reaktive Astrozyten erscheinen, und somit der Ursprung der randständig sich um den Tumor ansammelnden Vorläuferzellen nicht zweifelsfrei geklärt war. Wir verfügen somit über ein Modell, das uns erlaubt, sicher zwischen endogenen Vorläuferzellen und Tumor-, Tumorstammzellen zu unterscheiden.

Eine Quantifizierung der Proliferation in der SVZ in jungen und alten Tieren auf ein experimentell induziertes Glioblastom zeigte, dass junge Tiere einen großen Pool an Vorläuferzellen enthalten und so in der Lage sind eine anti-tumorigene Antwort auf das Tumorwachstum zu initieren. Die SVZ in jungen Tieren ist aber nicht in der Lage, auf diesen erhöhten Bedarf mit einer Steigerung der Proliferation zu reagieren. Vielmehr kann sie die Proliferation in der SVZ konstant halten und kompensiert den vermehrten Bedarf an Vorläuferzellen in der Glioblastom-tragenden Hemisphäre durch eine Abzweigung von Vorläuferzellen aus dem physiologisch bestehenden RMS. Dies hat eine Reduktion von Neuroblasten im Bulbus olfaktorius zur Folge, mit sekundär verminderter Ausdifferenzierung zu Interneuronen. Die SVZ in erwachsenen Tieren kann auf ein Ereignis wie ein experimentell induziertes Glioblastom in Bezug zur Proliferation nicht reagieren. Neben der physiologisch bedingt erniedrigten Proliferation in der SVZ kommt es bei Vorliegen eines Glioblastoms zu einem weiteren Abfall der Proliferation. Eine stetig anhaltende Proliferation von endogenen neuronalen Vorläuferzellen in der subventrikulären Zone ist aber für die Rekrutierung eines großen Pools von Vorläuferzellen gegen Glioblastome notwendig. Die subventrikuläre Zone kontrolliert damit altersabhängig das Antwortverhalten endogener neuronaler Vorläuferzellen gegen Glioblastom-sezernierte Wachstumssignale. Interessanterweise ist dieses proliferative Verhalten der Vorläuferzellen nur auf die tumortragende Hemisphäre beschränkt. In der kontralateralen tumorfreien Hemisphäre (SVZ) sind keine Veränderungen hinsichtlich der Proliferation, Gesamtzellzahl und Apoptose zu identifizieren. Während die Fähigkeit der subventrikulären Zone, neuronale Vorläuferzellen gegen ein Glioblastom zu rekrutieren mit dem Alter sinkt, bleibt das anti-tumorigene Potential neuronaler Vorläuferzellen altersunabhängig konstant. Dies konnten wir über eine Kultivierung von SVZs aus jungen und erwachsenen Tieren zeigen. Die Fähigkeit von Vorläuferzell-konditioniertem Medium, Glioblastomzell-Apoptose zu induzieren, unterscheidet sich nicht zwischen jungen und erwachsenen Tieren, und die Zeit der Kultivierung hat ebenfalls keinen Einflss auf dieses Potential. Die subventrikuläre Zone ist somit nicht in der Lage, die Proliferation endogener neuronaler Vorläuferzellen in Reaktion auf ein Glioblastom zu steigern. Dies bedeutet, dass die Proliferation in der SVZ auch nicht geändert wird bei einem erhöhten Bedarf an neuronalen Vorläuferzellen. Einer der Mechanismen, wodurch die SVZ die Proliferation endogener neuronaler Vorläuferzellen steuert, ist über die Kontrolle der Expression von D-Typ Cyclinen in neuronalen Vorläuferzellen. Die Expression von D-Typ Cyclinen in neuronalen Vorläuferzellen ist direkt assoziiert mit der Fähigkeit, in die

S-Phase des Zellzyklus einzutreten. Altersbedingt kommt es zu einer Abnahme des Cyclins D1, was mit einer reduzierten Proliferation assoziiert ist. Wir konnten zeigen, dass diese physiologisch bedingten (altersabhängigen) Veränderungen in D-Typ Cyclinen maßgeblich an der reduzierten proliferativen Antwort der SVZ auf ein Glioblastom verantwortlich sind. Altersabhängiger (Cyclin D1) oder genetisch (Cyclin D2) induzierter Verlust eines D-Typ Cyclins führt zu signifikant größerem Glioblastomwachstum als in der Kontrollgruppe. Das Ansprechen auf Wachstumssignale (mitogen), z.B. sezerniert von Glioblastomen, wird über den Restriktionspunkt G1 des Zellzyklus gesteuert. Mitogene Signale induzieren eine Reihe von D-Typ Cyclinen mit Cyclin-abhängigen Kinasen 4 und 6, die dann das Retinoblastomaprotein phosphorylieren und somit den Einstieg in die S-Phase des Zellzyklus ermöglichen („Wächter des Restriktionspunktes"). Die Induzierung dieses Abschnittes des Zellzyklus stellt für neuronale Vorläuferzellen einen kritischen Punkt dar (Ferguson, 2000) und verschiedene unabhängige Genomweite Microarrystudien haben gezeigt, dass die Expression von Cyclin D1 und D2 vorwiegend den Zellzyklus neuronaler Vorläuferzellen reguliert (Easterday, 2003; Gurok, 2004; Karsten, 2003). Eine andere kürzlich erschiene Studie zeigt, dass der altersbedingte Verlust der Cyclin D1 - Expression der Schlüssel für eine altersbedingte Reduktion der erwachsenen Neurogenese sein kann (Kowalczyk, 2004). Wir postulieren in unserer Studie, dass der altersbedingte Verlust von Cyclin D1 im erwachsenen Gehirn (und parallel eine Reduktion der erwachsene Neurogenese) in enger Beziehung zum reduzierten anti-tumorigenen Potential des ZNS steht. Das junge Gehirn könnte einen höheren Bedarf an zellulärer Plastizität haben (welches durch neuronale Vorläuferzellen vermittelt wird) und somit ein stärkeres anti-tumorigenes Potential durch eine hoch-proliferative SVZ besitzen (Lledo, 2006). Im erwachsenen Gehirn ist das olfaktorische System etabliert - es besteht deshalb ein reduzierter Bedarf an Neuroblasten und es könnte deshalb Cyclin D1 herunter reguliert sein. Zusätzlich könnte eine Reduktion von D-Typ Cyclinen eine gesteigerte Widerstandsfähigkeit gegen eine onkogene Transformation verleihen (Kozar, 2004). Ca. 70-80% der Patienten mit einem primären oder sekundären Glioblastom zeigen Mutationen der D-Cycline, der Cyclin-abhängigen Kinase 4/6 und der Retinoblastomproteinkaskade (Spalding, 2005; Ueki, 1996; Xiao, 2005). Da Glioblastome letztlich aus transformierten neuronalen Vorläuferzellen entstehen (Holland, 2001), ist die Abundanz von Cyclinen in neuronalen Vorläuferzellen potentiell onkogen. Somit könnte die SVZ, als Gegenmechanismus, die Expression von D-Typ Cyclinen graduell mit dem Alter herunterregulieren, wenn genetische Mutationen sich häufen. Sollten sich jedoch aus Vorläuferzellen Tumorstammzellen entwickeln, hat dieser altersbedingte Verlust der subventrikulären Cyclin-D1 Expression negative Konsequenzen, da nun die SVZ keine suffiziente anti-tumorigene Antwort mehr induzieren kann.

Eine kürzlich erschienene Studie belegt die Rolle des HGFSF (hepatocyte growth factor/scatter factor) als ein entscheidendes chemoattraktives Signal, das exogene neuronale Vorläuferzellen zum Tumor führt (Kendall, 2008). Diese für exogene neuronale Vorläuferzellen etablierten Signale könnten ebenfalls eine Rolle für endogene neuronale Vorläuferzellen spielen. Neuere, jetzt zur Veröffentlichung anstehende Arbeiten von uns zeigen, dass BMP-7 ein entscheidender Faktor in der Induktion von Glioblastomzellapoptose ist.

4 Zusammenfassung

Gliome und Glioblastome sind primäre Hirntumore, die ausgeprägt Zeichen der glialen Differenzierung zeigen. Ein großer Anteil der Glioblastome wird dominiert von einer Astrozyten-ähnlichen Differenzierung, auch wenn oligodendrozytäre und mesenchymale Anteile existieren. Die Beschreibung neuronaler Eigenschaften in glialen Tumoren (Labrakakis, 1997; Synowitz, 2001) und die unterschiedlichen Differenzierungstypen in ein und demselben Tumor sind am ehesten mit der Exsitenz von Zellen zu erklären, die über ein großes Differenzierungspotential verfügen. Aktuelle Untersuchungen beweisen, dass Fehlsteuerungen der Proliferation und/oder der Differenzierung der im Gehirn ansässigen endogenen neuronalen Stamm- und Vorläuferzellen Ursache für die Entstehung von Gehirntumoren sein können (Galli, 2004; Singh, 2004). Bekannte Gendefekte, die in einer tumorigenen Transformation münden, sind häufig Gene, die ebenfalls in der Lage sind neuronale Vorläuferzellen zu transformieren (Holland, 2000; Seoane, 2004; Uhrbom, 2005). So führt die Transformation von O2A Vorläuferzellen mit den Onkogenen c-myc und Ras nach Implantation im Maus-Modell zu Gliomen (Barnett, 1998). Ähnlich führt die Aktivierung von Akt und Ras in neuronalen Vorläuferzellen zur Entwicklung Glioblastom ähnlicher Tumore im Maus-Modell (Holland, 2000). Das stärkste Argument bisher für eine Stammzellhypothese der Gliomgenese ist die Isolation von CD133 positiven Zellen aus humanen Glioblastomen, die sich in vitro wie Stammzellen verhalten und im Xenograft- Modell Tumore induzieren. Demgegenüber konnten wir mit unseren Ergebnissen erstmals zeigen, dass hirneigene Vorläuferzellen auch eine anti-tumorigene Wirkung auf Glioblastome haben (Glass, 2005). In dieser Arbeit konnten wir die zielgerichtete Migration endogener neuronaler Vorläuferzellen aus einer Stammzellnische des Gehirns (der sogenannten subventrikulären Zone) in Richtung auf experimentelle Gliome nachweisen. Diese neuronalen Vorläuferzellen assoziieren mit den Tumorzellen und vermitteln einen lebensverlängernden Effekt auf tumorerkrankte Tiere. Diese intrinsische anti-tumorigene Reaktion ist in unserem Tiermodell eng an das Alter der Versuchstiere gekoppelt und wird am deutlichsten bei jungen Tieren beobachtet. Mit zunehmendem Alter nehmen Anzahl und Aktivierbarkeit der neuronalen Vorläuferzellen ab. Die exogene Gabe von neuronalen Vorläuferzellen an ältere Tiere konnte die Überlebensrate jedoch bis zu einem Niveau steigern, das ansonsten nur bei jungen Tieren zu beobachten ist. Zwischen diesem Phänomen und klinisch erhobenen Daten besteht eine interessante Korrelation: die kontinuierliche Reduktion endogener neuronaler Vorläuferzellen im Alterungsprozess könnte die Inzidenzhäufung von Glioblastomen bei älteren Patienten erklären. In einem seltenen Fall eines juvenilen Glioblastom-Patienten (w, 16 Jahre) konnten wir in dem Tumorgewebe zahlreiche neuronale Vorläuferzellen als solche identifizieren. In entsprechenden Gewebsproben älterer Patienten dagegen waren diese nicht nachweisbar.

Hinsichtlich neuer therapeutischer Ansätze könnte demzufolge die Stimulation neuronaler Vorläuferzellaktivität Glioblastom-Patienten von Nutzen sein (Arnhold, 2003). Vorausgegangene Studien mit immortalisierten neuronalen Vorläuferzellen zeigten zum einen deren ausgeprägten Tropismus für Gliomzellen (Aboody, 2000), zum anderen einen anti-tumorigenen Effekt der neuronalen Vorläuferzellen in vitro und in vivo (Staflin, 2004). Unter physiologischen Bedingungen generieren neuronale Stamm- und Vorläuferzellen alle Neurone und Gliazellen des Gehirns (Zhao, 2008). Zu den Aufgaben neuronaler Stamm- und Vorläuferzellen gehört die Übernahme von Gedächtnis- und Lernfunktionen in dem Bereich des Hippocampus, die Bildung olfaktorischer Strukturen in der subventrikulären Zone von Nagetieren, sowie die Initiation von Reparaturmechanismen nach Neurotraumata. Neben endogenen Vorläuferzellen scheinen auch Mikrogliazellen Einfluss auf Tumorgenese und Tumorprogression zu nehmen. Eine lokale Sekretion immunsuppressiver Faktoren durch die Gliomzellen könnte ein Grund für insuffiziente mikrogliale Abwehrmechanismen sein. Darüberhinaus gibt es jedoch auch Hinweise darauf, dass es zu einer Gliom induzierten Attraktion der Mikroglia kommt und konsekutiv immunmodulatorische Zytokine mikroglialen Ursprungs Tumorwachstum propagieren (Badie, 2001). Untersuchungen aus unserem Labor zeigen einen die Gliominvasität begünstigenden Effekt der Mikroglia (Markovic, 2005). Das Ausmaß der Invasivität korreliert dabei direkt mit der Anzahl vorhandener Mikrogliazellen. Ferner ist eine deutliche Steigerung mikroglialer Metalloproteinase-2-Aktivität zu beobachten, die durch die Tumorzellen initiiert wird. Mikroglia scheint darüber hinaus aber auch einen direkten Einfluss auf Vorläuferzellen zu haben. So konnte jüngst gezeigt werden, dass eine Reduzierung adulter Neurogenese nach Bestrahlung oder Injektion von LPS zu beobachten ist, die über über eine anti-entzündliche Behandlung mit nicht steroidalen Antirheumatika (NSAR) wie Indomethacin umkehrbar ist (Monje, 2003; Monje, 2002). Hierbei korrelierte der Grad der Mikroglia Aktivierung mit dem Grad der Neurogenesehemmung (Ekdahl, 2003). Einer der hierbei im Vordergrund stehenden Mediatoren scheint Interleukin-6 zu sein (Vallieres, 2002). Wir können in unseren jüngsten Ergebnissen zeigen, dass Interleukin-6 den zellulären Mechnismus der anti-tumorigenen Wirkung von $5\text{-}HT_{2A}R$ auf Mikrogliazellen vermittelt. Darüberhinaus sezernieren Mikrogliazellen ebenfalls BDNF (brain derived neurotrophic factor) (Coull, 2005). BDNF gehört zu der Gruppe der Neurotrophine und spielt eine wesentliche Rolle in der Entwicklung des peripheren und zentralen Nervensystems. BDNF selbst bindet an den Tyrosinkinase-Rezeptor (Trk) B. Diese Bindung von BDNF an den TrkB-Rezeptor führt zur Aktivierung zahlreicher intrazellulärer Signalkaskaden, z.B. dem der Phosphatidylinositol-3-Kinase (PI3K). Diese wiederum steuert die Transkription verschiedener Gene - unter anderem auch die der $GABA_A$-Rezeptor-Untereinheiten $\alpha_{1,6}$ und γ_2 (Bulleit, 2000). GABA selbst ist in Vorläuferzellen in der SVZ reichlich verfügbar (Wang, 2003) und migrierende neuronale Vorläuferzellen exprimieren $GABA_A$-Rezeptoren (Nguyen, 2003; Stewart, 2002; Wang, 2003). Neuere Studien belegen, dass endogenes GABA über eine Aktivierung von $GABA_A$-Rezeptoren auf neuronalen Vorläuferzellen deren

Migrationsgeschwindigkeit signifikant reduziert (Bolteus, 2004). Eine Steigerung des GABA Releases aus NSZ oder die Hemmung der Wiederaufnahme von GABA durch Astrozyten ähnliche Zellen steigert dabei die Migrationshemmung und kontrolliert die Proliferation von NSZ (Liu, 2005). Diese beschriebenen Eigenschaften des $GABA_AR$ auf NSZ sind identisch mit den von uns an humanen und experimentellen Glioblastomen dargestellten. Wir sind somit bei der eingangs dieser Schrift gestellten Frage nach dem zellulären Ursprung von Gliomen und der Frage, mit welchem Zelltyp wir es zu tun haben.

Wir wissen, dass sich im Bereich der SVZ sowohl eine Gruppe relativ ruhender neuronaler Stammzellen als auch eine Gruppe schnell proliferierende multipotente Vorläuferzellen befinden (Alvarez-Buylla,A., 2004; Galli, 2003). Neben ihrer Fähigkeit sich zu teilen, sich selbst zu erneuern und zu wandern, besitzen diese Zellen aber auch das Potential einer neoplastischen Transformation unterzogen zu werden (Recht, 2003). Obwohl die Identität dieser neoplastisch transformierten Zellen bisher nicht vollständig geklärt ist, wird diese Hypothese doch allgemein akzeptiert (Berger, 2004; Holland, 2000; Jang, 2004; Stiles, 2008). Vier verschiedene Zelltypen befinden sich in der adulten SVZ (Doetsch, 1999; Doetsch, 1997). Ependymzellen (Typ E Zellen) kleiden das Ventrikellumen aus und sind essentiell für die Flussregulation des Liquors. Die Astrozyten ähnlichen Typ B Zellen sind charakterisiert durch die Doppelpräsenz von GFAP und Nestin ($Nestin^+/GFAP^+$), können sich selbst erneuern (Doetsch, 2002) und proliferieren sehr langsam (Morshead, 1994). Typ C Zellen zeigen keine Expression von Intermediärfilamenten ($Nestin^-/GFAP^-$) und werden auch „transient amplifying progenitors" genannt, da sie schnell proliferieren und migrierende PSA-NCAM positive Neuroblasten und Oligodendrozyten-Vorläuferzellen hervorrufen (Doetsch, 1997). Die Bedeutung der SVZ und ihrer verschiedenen Zelltypen in der Genese von Glioblastomen wurde ferner untermauert durch die Isolation von Neurospheren bildenden Zellen aus Glioblastomen (Ignatova, 2002), durch Studien an tansgenen Mäusen (Holland, 2000) und durch Studien von pränataler Exposition mit Nitrosoharnstoffen (ENU) (Leonard, 2001; Oda, 1997; Savarese, 2005).

P53 ist eines der bekanntesten Tumorsuppressorgene das ebenfalls in Zellen der SVZ exprimiert wird (Jori, 2003; van Lookeren Campagne, 1998). Eine aktuelle Studie zeigt, dass der Verlust (Mutation, Deletion) von p53 zu deutlichen Veränderungen von Zelleigenschaften in der SVZ führt, wie z.B. der Proliferation (Gil-Perotin, 2006). Es ist bisher unklar, von welchem Zelltyp der SVZ eine Gliomgenese ausgehen könnte oder ausgeht.

In Abgrenzung zum beobachteten Stammzelltropismus bei Glioblastomen konnten wir zeigen, dass andere pathologische Ereignisse im ZNS, wie z.B. eine zerebrale Ischämie, eine gänzlich andere qualitative und quantitative Beteiligung neuronaler Stammzellen bedingt. Dies ist plausibel, da bei einem ischämisch bedingten Zelluntergang restaurative und reparative Prozesse im Vordergrund stehen sollten. Welche Mechanismen und Regulationsprozesse letzlich darüber entscheiden, wann und wie neuronale Stammzellen aktiviert werden, welche Modulationsprozesse ihre Migration und Differenzierung steuern und wie die verschiedenen

Zelltypen des Hirnparenchyms unter dem Einfluss zahlreicher Neurotransmitter und Neuromodulatoren dabei in diese Interaktionen eingreifen, ist Gegenstand unserer und meiner gegenwärtigen wissenschaftlichen Tätigkeit.

Der anti-tumorigene Effekt von neuronalen Vorläuferzellen wird altersabhängig über eine Steuerung der Zellproliferation in der SVZ kontrolliert. Dies geschieht auf Kosten der Neurogenese im Bulbus olfaktorius. Der Ursprung der Glioblastomzell-Apoptose induzierenden neuronalen Vorläuferzellen liegt dabei zweifelsfrei in der SVZ selbst. Die Fähigkeit von neuronalen Vorläuferzellen aus der SVZ von jungen und alten Tieren Glioblastomzell-Apoptose zu induzieren, unterscheidet sich altersbedingt nicht. Die proliferative Fähigkeit von neuronalen Vorläuferzellen auf ein Glioblastom ist von der Expression von D-Typ Cyclinen abhängig. Der Verlust eines D-Typ Cyclins führt zu einer signifikant reduzierte Ansammlung von neuronalen Vorläuferzellen um experimentell induzierte Glioblastome (begründet durch eine reduzierte Proliferation in der SVZ), vergesellschaftet mit signifikant größeren Tumoren. Wir schlussfolgerten aus diesen Beobachtungen, dass Cyclin D1 und D2 essentiell für das anti-tumorigene Antwortpotential von neuronalen Vorläuferzellen in der SVZ sind.

5 Literaturverzeichnis

1. **Aarum**, J., Sandberg, K., Haeberlein, S.L., and Persson, M.A. 2003.
   Migration and differentiation of neural precursor cells can be directed by microglia.
   Proc Natl Acad Sci USA 100:15983-15988.
2. **Aboody**, K.S., Brown, A., Rainov, N.G., Bower, K.A., Liu, S., Yang, W., Small, J.E., Herrlinger, U., Ourednik, V., Black, P.M., et al. 2000.
   Neural stem cells display extensive tropism for pathology in adult brain: evidence from intracranial gliomas.
   Proc Natl Acad Sci U S A 97:12846-12851.
3. **Aboody**, K.S., Najbauer, J., and Danks, M.K. 2008.
   Stem and progenitor cell-mediated tumor selective gene therapy.
   Gene Ther.
4. **Aguirre**, A., and Gallo, V. 2004.
   Postnatal neurogenesis and gliogenesis in the olfactory bulb from NG2-expressing progenitors of the subventricular zone.
   J Neurosci 24:10530-10541.
5. **Alonso**, G. 2005.
   NG2 proteoglycan-expressing cells of the adult rat brain: possible involvement in the formation of glial scar astrocytes following stab wound.
   Glia 49:318-338.
6. **Altiok**, N., Balmforth, A.J., and Fredholm, B.B. 1992.
   Adenosine receptor-induced cAMP changes in D384 astrocytoma cells and the effect of bradykinin thereon.
   Acta Physiol Scand 144:55-63.
7. **Alvarez-Buylla**, A., and Lim, D.A. 2004.
   For the long run: maintaining germinal niches in the adult brain.
   Neuron 41:683-686.
8. **Alvarez-Dolado**, M. 2007.
   Cell fusion: biological perspectives and potential for regenerative medicine.
   Front Biosci 12:1-12.
9. **Alvarez-Dolado**, M., Pardal, R., Garcia-Verdugo, J.M., Fike, J.R., Lee, H.O., Pfeffer, K., Lois, C., Morrison, S.J., and Alvarez-Buylla, A. 2003.
   Fusion of bone-marrow-derived cells with Purkinje neurons, cardiomyocytes and hepatocytes.
   Nature 425:968-973.
10. **Antonopoulos**, J., Pappas, I.S., and Parnavelas, J.G. 1997.
    Activation of the GABAA receptor inhibits the proliferative effects of bFGF in cortical progenitor cells.

Eur J Neurosci 9:291-298.
11. **Armstrong**, R.C., Dorn, H.H., Kufta, C.V., Friedman, E., Dubois-Dalcq, M.E. 1992.
Pre-oligodendrocytes from adult human CNS.
J Neurosci 12:1538-1547.
12. **Arnhold**, S., Hilgers, M., Lenartz, D., Semkova, I., Kochanek, S., Voges, J., Andressen, C., and Addicks, K. 2003.
Neural precursor cells as carriers for a gene therapeutical approach in tumor therapy.
Cell transplantation 12:827-837.
13. **Arsenijevic**, Y., and Weiss, S. 1998.
Insulin-like growth factor-I is a differentiation factor for postmitotic CNS stem cell-derived neuronal precursors: distinct actions from those of brain-derived neurotrophic factor.
J Neurosci 18:2118-2128.
14. **Badie**, B., and Schartner, J.M. 2001.
Role of microglia in glioma biology.
Microsc Res Tech 54:106-113.
15. **Bailey**, P., and Cushing, H. 1926.
A Classification of the Tumors of the Glioma Group on a Histogenetic Basis 175.
16. **Bao**, S., Wu, Q., McLendon, R.E., Hao, Y., Shi, Q., Hjelmeland, A.B., Dewhirst, M.W., Bigner, D.D., and Rich, J.N. 2006.
Glioma stem cells promote radioresistance by preferential activation of the DNA damage response.
Nature 444:756-760.
17. **Barker**, J.L., Behar, T., Li, Y.X., Liu, Q.Y., Ma, W., Maric, D., Maric, I., Schaffner, A.E., Serafini, R., Smith, S.V., et al. 1998.
GABAergic cells and signals in CNS development.
Perspectives on developmental neurobiology 5:305-322.
18. **Barnett**, S.C., Robertson, L., Graham, D., Allan, D.W., and Rampling, R. 1998.
Oligodendrocyte-type-2 astrocyte (O-2A) progenitor cells transformed with c-myc and H-ras form high-grade glioma after stereotactic injection into the rat brain.
Carcinogenesis 19:1529-1537.
19. **Bauer**, A., Langen, K.J., Bidmon, H., Holschbach, M.H., Weber, S., Olsson, R.A., Coenen, H.H., and Zilles, K. 2005.
18F-CPFPX PET identifies changes in cerebral A1 adenosine receptor density caused by glioma invasion.
J Nucl Med 46:450-454.
20. **Belachew**, S., Chittajallu, R., Aguirre, A.A., Yuan, X., Kirby, M., Anderson, S., and Gallo, V. 2003.
Postnatal NG2 proteoglycan-expressing progenitor cells are intrinsically multipotent

and generate functional neurons.
J Cell Biol 161:169-186.
21. **Benedetti**, S., Pirola, B., Pollo, B., Magrassi, L., Bruzzone, M.G., Rigamonti, D., Galli, R., Selleri, S., Di Meco, F., De Fraja, C., et al. 2000.
Gene therapy of experimental brain tumors using neural progenitor cells.
Nat Med 6:447-450.
22. **Berger**, F., Gay, E., Pelletier, L., Tropel, P., and Wion, D. 2004.
Development of gliomas: potential role of asymmetrical cell division of neural stem cells.
Lancet Oncol 5:511-514.
23. **Bezzi**, P., Domercq, M., Brambilla, L., Galli, R., Schols, D., De Clercq, E., Vescovi, A., Bagetta, G., Kollias, G., Meldolesi, J., et al. 2001.
CXCR4-activated astrocyte glutamate release via TNFalpha: amplification by microglia triggers neurotoxicity.
Nat Neurosci 4:702-710.
24. **Bezzi**, P., Gundersen, V., Galbete, J.L., Seifert, G., Steinhäuser, C., Pilati, E., and Volterra, A. 2004.
Astrocytes contain a vesicular compartment that is competent for regulated exocytosis of glutamate.
Nat Neurosci 7:613-620.
25. **Bianchi**, L., De Micheli, E., Bricolo, A., Ballini, C., Fattori, M., Venturi, C., Pedata, F., Tipton, K.F., and Della Corte, L. 2004.
Extracellular levels of amino acids and choline in human high grade gliomas: an intraoperative microdialysis study.
Neurochem Res 29:325-334.
26. **Bjerkvig**, R., B., T., S., A., Najbauer, J., and Terzis, A.J.A. 2005.
The Origin if the Cancer Stem Cell: Current Controversies and New Insights.
Nature Reviews Cancer 5:899-904.
27. **Bolteus**, A.J., and Bordey, A. 2004.
GABA release and uptake regulate neuronal precursor migration in the postnatal subventricular zone.
J Neurosci 24:7623-7631.
28. **Borden**, L.A. 1996.
GABA transporter heterogeneity: pharmacology and cellular localization.
Neurochem Int 29:335-356.
29. **Borden**, L.A., Smith, K.E., Vaysse, P.J., Gustafson, E.L., Weinshank, R.L., and Branchek, T.A. 1995.
Re-evaluation of GABA transport in neuronal and glial cell cultures: correlation of pharmacology and mRNA localization.

Recept Channels 3:129-146.
30. **Buffo**, A., Rite, I., Tripathi, P., Lepier, A., Colak, D., Horn, A.P., Mori, T., and Götz, M. 2008.
Origin and progeny of reactive gliosis: A source of multipotent cells in the injured brain.
Proc Natl Acad Sci USA 105:3581-3586.
31. **Bulleit**, R.F., and Hsieh, T. 2000.
MEK inhibitors block BDNF-dependent and -independent expression of GABA(A) receptor subunit mRNAs in cultured mouse cerebellar granule neurons.
Brain Res Dev Brain Res 119:1-10.
32. **Cao**, Q., Benton, R.L., and Whittemore, S.R. 2002.
Stem cell repair of central nervous system injury.
J Neurosci Res 68:501-510.
33. **Carpenter**, M.K., Cui, X., Hu, Z.Y., Jackson, J., Sherman, S., Seiger, A., and Wahlberg, L.U. 1999.
In vitro expansion of a multipotent population of human neural progenitor cells.
Exp Neurol 158:265-278.
34. **Chan**, W.Y., Kohsaka, S., and Rezaie, P. 2007.
The origin and cell lineage of microglia: new concepts.
Brain research reviews 53:344-354.
35. **Chitambar**, C.R., Massey, E.J., and Seligman, P.A. 1983.
Regulation of transferrin receptor expression on human leukemic cells during proliferation and induction of differentiation. Effects of gallium and dimethylsulfoxide.
J Clin Invest 72:1314-1325.
36. **Ciccarelli**, R., Ballerini, P., Sabatino, G., Rathbone, M.P., D'Onofrio, M., Caciagli, F., and Di Iorio, P. 2001.
Involvement of astrocytes in purine-mediated reparative processes in the brain.
Int J Dev Neurosci 19:395-414.
37. **Coull**, J.A., Beggs, S., Boudreau, D., Boivin, D., Tsuda, M., Inoue, K., Gravel, C., Salter, M.W., and De Koninck, Y. 2005.
BDNF from microglia causes the shift in neuronal anion gradient underlying neuropathic pain.
Nature 438:1017-1021.
38. **Curtis**, M.A., Kam, M., Nannmark, U., Anderson, M.F., Axell, M.Z., Wikkelso, C., Holtås, S., van Roon-Mom, W.M., Björk-Eriksson, T., Nordborg, C., et al. 2007.
Human neuroblasts migrate to the olfactory bulb via a lateral ventricular extension.
Science 315:1243-1249.
39. **D'Ambrosio**, R., Wenzel, J., Schwartzkroin, P.A., McKhann, G.M., and Janigro, D. 1998.

Functional specialization and topographic segregation of hippocampal astrocytes.
J Neurosci 18:4425-4438.
40. **Daley**, G.Q., and Scadden, D.T. 2008.
Prospects for stem cell-based therapy.
Cell 132:544-548.
41. **Dirks**, P.B. 2008.
Brain tumor stem cells: bringing order to the chaos of brain cancer.
J Clin Oncol 26:2916-2924.
42. **Doetsch**, F., Caillé, I., Lim, D.A., García-Verdugo, J.M., and Alvarez-Buylla, A. 1999.
Subventricular zone astrocytes are neural stem cells in the adult mammalian brain.
Cell 97:703-716.
43. **Doetsch**, F., Garcia-Verdugo, J.M., and Alvarez-Buylla, A. 1997.
Cellular composition and three-dimensional organization of the subventricular germinal zone in the adult mammalian brain.
J Neurosci 17:5046-5061.
44. **Doetsch**, F., Petreanu, L., Caille, I., Garcia-Verdugo, J.M., Alvarez-Buylla, A. 2002.
EGF converts transit-amplifying neurogenic precursors in the adult brain into multipotent stem cells.
Neuron 36:1021-1034.
45. **Duggal**, N., Schmidt-Kastner, R., and Hakim, A.M. 1997.
Nestin expression in reactive astrocytes following focal cerebral ischemia in rats.
Brain Res 768:1-9.
46. **Easterday**, M.C., Dougherty, J.D., Jackson, R.L., Ou, J., Nakano, I., Paucar, A.A., Roobini, B., Dianati, M., Irvin, D.K., Weissman, I.L., et al. 2003.
Neural progenitor genes. Germinal zone expression and analysis of genetic overlap in stem cell populations.
Dev Biol 264:309-322.
47. **Ekdahl**, C.T., Claasen, J.H., Bonde, S., Kokaia, Z., and Lindvall, O. 2003.
Inflammation is detrimental for neurogenesis in adult brain.
Proc Natl Acad Sci U S A 100:13632-13637.
48. **Eriksson**, P.S., Perfilieva, E., Bjork-Eriksson, T., Alborn, A.M., Nordborg, C., Peterson, D.A., and Gage, F.H. 1998.
Neurogenesis in the adult human hippocampus.
Nat Med 4:1313-1317.
49. **Färber**, K., and Kettenmann, H. 2005.
Physiology of microglial cells.
Brain Res Brain Res Rev 48:133-143.
50. **Farrant**, M., and Nusser, Z. 2005.
Variations on an inhibitory theme: phasic and tonic activation of GABA(A) receptors.

Nat Rev Neurosci 6:215-229.
51. **Fava**, G., Marucci, L., Glaser, S., Francis, H., De Morrow, S., Benedetti, A., Alvaro, D., Venter, J., Meininger, C., Patel, T., et al. 2005.
gamma-Aminobutyric acid inhibits cholangiocarcinoma growth by cyclic AMP-dependent regulation of the protein kinase A/extracellular signal-regulated kinase 1/2 pathway.
Cancer Res 65:11437-11446.
52. **Ferguson**, K.L., Callaghan, S.M., O'Hare, M.J., Park, D.S., and Slack, R.S. 2000.
The Rb-CDK4/6 signaling pathway is critical in neural precursor cell cycle regulation.
J Biol Chem 275:33593-33600.
53. **Fidler**, P.S., Schuette, K., Asher, R.A., Dobbertin, A., Thornton, S.R., Calle-Patino, Y., Muir, E., Levine, J.M., Geller, H.M., Rogers, J.H., et al. 1999.
Comparing astrocytic cell lines that are inhibitory or permissive for axon growth: the major axon-inhibitory proteoglycan is NG2.
J Neurosci 19:8778-8788.
54. **Fiebich**, B.L., Biber, K., Lieb, K., van Calker, D., Berger, M.S., Bauer, J., and Gebicke-Haerter, P.J. 1996.
Cyclooxygenase-2 expression in rat microglia is induced by adenosine A2a-receptors.
Glia 18:152-160.
55. **Fields**, R.D., and Stevens-Graham, B. 2002.
New insights into neuron-glia communication.
Science 298:556-562.
56. **Filippov**, V., Kronenberg, G., Pivneva, T., Reuter, K., Steiner, B., Wang, L.P., Yamaguchi, M., Kettenmann, H., and Kempermann, G. 2003.
Subpopulation of nestin-expressing progenitor cells in the adult murine hippocampus shows electrophysiological and morphological characteristics of astrocytes.
Mol Cell Neurosci 23:373-382.
57. **Fleige**, G., Nolte, C., Synowitz, M., Seeberger, F., Kettenmann, H., and Zimmer, C. 2001.
Magnetic labeling of activated microglia in experimental gliomas.
Neoplasia 3:489-499.
58. **Fraser**, D.D., Duffy, S., Angelides, K.J., Perez-Velazquez, J.L., Kettenmann, H., and MacVicar, B.A. 1995.
GABAA/benzodiazepine receptors in acutely isolated hippocampal astrocytes.
J Neurosci 15:2720-2732.
59. **Fredholm**, B.B., Chen, J.F., Masino, S.A., and Vaugeois, J.M. 2005.
Actions of adenosine at its receptors in the CNS: insights from knockouts and drugs.
Annu Rev Pharmacol Toxicol 45:385-412.
60. **Fredholm**, B.B., IJzerman, A.P., Jacobson, K.A., Klotz, K.N., and Linden, J. 2001.

International Union of Pharmacology. XXV. Nomenclature and classification of adenosine receptors.
Pharmacol Rev 53:527-552.
61. **Fueshko**, S.M., Key, S., and Wray, S. 1998.
GABA inhibits migration of luteinizing hormone-releasing hormone neurons in embryonic olfactory explants.
J Neurosci 18:2560-2569.
62. **Galli**, R., Binda, E., Orfanelli, U., Cipelletti, B., Gritti, A., De Vitis, S., Fiocco, R., Foroni, C., DiMeco, F., and Vescovi, A. 2004.
Isolation and characterization of tumorigenic, stem-like neural precursors from human glioblastoma.
Cancer Res 64:7011-7021.
63. **Galli**, R., Gritti, A., Bonfanti, L., and Vescovi, A.L. 2003.
Neural stem cells: an overview.
Circ Res 92:598-608.
64. **Gandolfo**, P., Patte, C., Thoumas, J.L., Leprince, J., Vaudry, H., and Tonon, M.C. 1999.
The endozepine ODN stimulates [3H]thymidine incorporation in cultured rat astrocytes.
Neuropharmacology 38:725-732.
65. **Gebicke-Haerter**, P.J., Christoffel, F., Timmer, J., Northoff, H., Berger, M.S., and van Calker, D. 1996.
Both adenosine A1- and A2-receptors are required to stimulate microglial proliferation.
Neurochem Int 29:37-42.
66. **Gil-Perotin**, S., Marin-Husstege, M., Li, J., Soriano-Navarro, M., Zindy, F., Roussel, M.F., Garcia-Verdugo, J.M., and Casaccia-Bonnefil, P. 2006.
Loss of p53 induces changes in the behavior of subventricular zone cells: implication for the genesis of glial tumors.
J Neurosci 26:1107-1116.
67. **Glass**, R., **Synowitz**, M., Kronenberg, G., Walzlein, J.H., Markovic, D.S., Wang, L.P., Gast, D., Kiwit, J., Kempermann, G., and Kettenmann, H. 2005.
Glioblastoma-induced attraction of endogenous neural precursor cells is associated with improved survival.
J Neurosci 25:2637-2646.
68. **Graeber**, M.B., Scheithauer, B.W., and Kreutzberg, G.W. 2002.
Microglia in brain tumors.
Glia 40:252-259.
69. **Green**, F., O'Hare, T., Blackwell, A., and Enns, C.A. 2002.

Association of human transferrin receptor with GABARAP.
FEBS Lett 518:101-106.

70. **Gurok**, U., Steinhoff, C., Lipkowitz, B., Ropers, H.H., Scharff, C., and Nuber, U.A. 2004.
Gene expression changes in the course of neural progenitor cell differentiation.
J Neurosci 24:5982-6002.

71. **H. Kaye**, A.n.d.r.e.w., and R. Laws, E.d.w.a.r.d. 1995.
Brain Tumors: An Encyclopedic Approach.

72. **Hammarberg**, C., Schulte, G., and Fredholm, B.B. 2003.
Evidence for functional adenosine A3 receptors in microglia cells.
J Neurochem 86:1051-1054.

73. **Hanisch**, U.K., and Kettenmann, H. 2007.
Microglia: active sensor and versatile effector cells in the normal and pathologic brain.
Nat Neurosci 10:1387-1394.

74. **Haydar**, T.F., Wang, F., Schwartz, M.L., and Rakic, P. 2000.
Differential modulation of proliferation in the neocortical ventricular and subventricular zones.
J Neurosci 20:5764-5774.

75. **Heese**, K., Fiebich, B.L., Bauer, J., and Otten, U. 1997.
Nerve growth factor (NGF) expression in rat microglia is induced by adenosine A2a-receptors.
Neurosci Lett 231:83-86.

76. **Hemmati**, H.D., Nakano, I., Lazareff, J.A., Masterman-Smith, M., Geschwind, D.H., Bronner-Fraser, M., and Kornblum, H.I. 2003.
Cancerous stem cells can arise from pediatric brain tumors.
Proc Natl Acad Sci U S A 100:15178-15183.

77. **Hirano**, H., Lopes, M.B., Laws, E.R., Asakura, T., Goto, M., Carpenter, J.E., Karns, L.R., and VandenBerg, S.R. 1999.
Insulin-like growth factor-1 content and pattern of expression correlates with histopathologic grade in diffusely infiltrating astrocytomas.
Neuro-oncology 1:109-119.

78. **Holland**, E.C. 2000. A mouse model for glioma: biology, pathology, and therapeutic opportunities.
Toxicologic pathology 28:171-177.

79. **Holland**, E.C. 2000.
Glioblastoma multiforme: the terminator.
Proc Natl Acad Sci USA 97:6242-6244.

80. **Holland**, E.C. 2001.
Gliomagenesis: genetic alterations and mouse models.

Nat Rev Genet 2:120-129.
81. **Holland**, E.C., Celestino, J., Dai, C., Schaefer, L., Sawaya, R.E., and Fuller, G.N. 2000.
Combined activation of Ras and Akt in neural progenitors induces glioblastoma formation in mice.
Nat Genet 25:55-57.
82. **Ignatova**, T.N., Kukekov, V.G., Laywell, E.D., Suslov, O.N., Vrionis, F.D., and Steindler, D.A. 2002.
Human cortical glial tumors contain neural stem-like cells expressing astroglial and neuronal markers in vitro.
Glia 39:193-206.
83. **Ihrie**, R.A., and Alvarez-Buylla, A. 2008.
Cells in the astroglial lineage are neural stem cells.
Cell Tissue Res 331:179-191.
84. **Ishii**, N., Tada, M., Hamou, M.F., Janzer, R.C., Meagher-Villemure, K., Wiestler, O.D., Tribolet, N., and Van Meir, E.G. 1999.
Cells with TP53 mutations in low grade astrocytic tumors evolve clonally to malignancy and are an unfavorable prognostic factor.
Oncogene 18:5870-5878.
85. **Ishiuchi**, S., Tsuzuki, K., Yoshida, Y., Yamada, N., Hagimura, N., Okado, H., Miwa, A., Kurihara, H., Nakazato, Y., Tamura, M., et al. 2002.
Blockage of Ca(2+)-permeable AMPA receptors suppresses migration and induces apoptosis in human glioblastoma cells.
Nat Med 8:971-978.
86. **Jackson**, E.L., and Alvarez-Buylla, A. 2008.
Characterization of Adult Neural Stem Cells and Their Relation to Brain Tumors.
Cells Tissues Organs.
87. **Jang**, T., Litofsky, N.S., Smith, T.W., Ross, A.H., and Recht, L.D. 2004.
Aberrant nestin expression during ethylnitrosourea-(ENU)-induced neurocarcinogenesis.
Neurobiol Dis 15:544-552.
88. **Jiang**, Y., Henderson, D., Blackstad, M., Chen, A., Miller, R.F., and Verfaillie, C.M. 2003.
Neuroectodermal differentiation from mouse multipotent adult progenitor cells.
Proc Natl Acad Sci USA 100 Suppl 1:11854-11860.
89. **Johansson**, B., Halldner, L., Dunwiddie, T.V., Masino, S.A., Poelchen, W., Giménez-Llort, L., Escorihuela, R.M., Fernández-Teruel, A., Wiesenfeld-Hallin, Z., Xu, X.J., et al. 2001.
Hyperalgesia, anxiety, and decreased hypoxic neuroprotection in mice lacking the

adenosine A1 receptor.
Proc Natl Acad Sci USA 98:9407-9412.

90. **Johansson**, C.B., Youssef, S., Koleckar, K., Holbrook, C., Doyonnas, R., Corbel, S.Y., Steinman, L., Rossi, F.M., and Blau, H.M. 2008.
Extensive fusion of haematopoietic cells with Purkinje neurons in response to chronic inflammation.
Nat Cell Biol 10:575-583.

91. **Jori**, F.P., Galderisi, U., Piegari, E., Cipollaro, M., Cascino, A., Peluso, G., Cotrufo, R., Giordano, A., and Melone, M.A. 2003.
EGF-responsive rat neural stem cells: molecular follow-up of neuron and astrocyte differentiation in vitro.
J Cell Physiol 195:220-233.

92. **Jow**, F., Chiu, D., Lim, H.K., Novak, T., and Lin, S. 2004.
Production of GABA by cultured hippocampal glial cells.
Neurochem Int 45:273-283.

93. **Karsten**, S.L., Kudo, L.C., Jackson, R., Sabatti, C., Kornblum, H.I., and Geschwind, D.H. 2003.
Global analysis of gene expression in neural progenitors reveals specific cell-cycle, signaling, and metabolic networks.
Dev Biol 261:165-182.

94. **Kempermann**, G. 2006.
Adult Neurogenesis: Stem Cells and Neuronal Development in the Adult Brain.426.

95. **Kempermann**, G., and Neumann, H. 2003.
Neuroscience. Microglia: the enemy within?
Science 302:1689-1690.

96. **Kendall**, S.E., Najbauer, J., Johnston, H.F., Metz, M.Z., Li, S., Bowers, M., Garcia, E., Kim, S.U., Barish, M.E., Aboody, K.S., et al. 2008.
Neural Stem Cell Targeting of Glioma is Dependent on PI3K Signaling.
Stem Cells.

97. **Kettenmann**, H., Backus, K.H., and Schachner, M. 1984.
Aspartate, glutamate and gamma-aminobutyric acid depolarize cultured astrocytes.
Neurosci Lett 52:25-29.

98. **Kettenmann**, H., Backus, K.H., and Schachner, M. 1987.
gamma-Aminobutyric acid opens Cl-channels in cultured astrocytes.
Brain Res 404:1-9.

99. **Kettenmann**, H., and Ransom, B. 2004.
Neuroglia: Edited by Helmut Kettenmann, Bruce R. Ransom.601.

100. **Klebig**, C., Seitz, S., Arnold, W., Deutschmann, N., Pacyna-Gengelbach, M., Scherneck, S., and Petersen, I. 2005.

Characterization of {gamma}-aminobutyric acid type A receptor-associated protein, a novel tumor suppressor, showing reduced expression in breast cancer.
Cancer Res 65:394-400.

101. **Kowalczyk**, A., Filipkowski, R.K., Rylski, M., Wilczynski, G.M., Konopacki, F.A., Jaworski, J., Ciemerych, M.A., Sicinski, P., and Kaczmarek, L. 2004.
The critical role of cyclin D2 in adult neurogenesis.
J Cell Biol 167:209-213.

102. **Kozar**, K., Ciemerych, M.A., Rebel, V.I., Shigematsu, H., Zagozdzon, A., Sicinska, E., Geng, Y., Yu, Q., Bhattacharya, S., Bronson, R.T., et al. 2004.
Mouse development and cell proliferation in the absence of D-cyclins.
Cell 118:477-491.

103. **Kreutzberg**, G.W. 1996.
Microglia: a sensor for pathological events in the CNS.
Trends Neurosci 19:312-318.

104. **Kronenberg**, G., Wang, L.P., Geraerts, M., Babu, H., **Synowitz**, M., Vicens, P., Lutsch, G., Glass, R., Yamaguchi, M., Baekelandt, V., et al. 2007.
Local origin and activity-dependent generation of nestin-expressing protoplasmic astrocytes in CA1.
Brain structure & function 212:19-35.

105. **Kronenberg**, G., Wang, L.P., **Synowitz**, M., Gertz, K., Katchanov, J., Glass, R., Harms, C., Kempermann, G., Kettenmann, H., and Endres, M. 2005.
Nestin-expressing cells divide and adopt a complex electrophysiologic phenotype after transient brain ischemia.
J Cereb Blood Flow Metab 25:1613-1624.

106. **Küst**, B.M., Biber, K., van Calker, D., and Gebicke-Haerter, P.J. 1999.
Regulation of K+ channel mRNA expression by stimulation of adenosine A2a-receptors in cultured rat microglia.
Glia 25:120-130.

107. **Labrakakis**, C., Patt, S., Hartmann, J., and Kettenmann, H. 1998.
Glutamate receptor activation can trigger electrical activity in human glioma cells.
Eur J Neurosci 10:2153-2162.

108. **Labrakakis**, C., Patt, S., Hartmann, J., and Kettenmann, H. 1998.
Functional GABA(A) receptors on human glioma cells.
Eur J Neurosci 10:231-238.

109. **Labrakakis**, C., Patt, S., Weydt, P., Cervós-Navarro, J., Meyer, R., and Kettenmann, H. 1997.
Action potential-generating cells in human glioblastomas.
J Neuropathol Exp Neurol 56:243-254.

110. **Lakatos**, A., and Franklin, R.J. 2002.

Transplant mediated repair of the central nervous system: an imminent solution?
Curr Opin Neurol 15:701-705.

111. **Lanone**, S., Zheng, T., Zhu, Z., Liu, W., Lee, C.G., Ma, B., Chen, Q., Homer, R.J., Wang, J., Rabach, L.A., et al. 2002.
Overlapping and enzyme-specific contributions of matrix metalloproteinases-9 and -12 in IL-13-induced inflammation and remodeling.
J Clin Invest 110:463-474.

112. **Le Belle**, J.E., and Svendsen, C.N. 2002.
Stem cells for neurodegenerative disorders: where can we go from here?
BioDrugs: immunotherapeutics, biopharmaceuticals and gene therapy 16:389-401.

113. **Lee**, H.T., Gallos, G., Nasr, S.H., and Emala, C.W. 2004.
A1 adenosine receptor activation inhibits inflammation, necrosis, and apoptosis after renal ischemia-reperfusion injury in mice.
J Am Soc Nephrol 15:102-111.

114. **Lee**, H.T., Xu, H., Nasr, S.H., Schnermann, J., and Emala, C.W. 2004.
A1 adenosine receptor knockout mice exhibit increased renal injury following ischemia and reperfusion.
Am J Physiol Renal Physiol 286:F298-306.

115. **Leonard**, J.R., D'Sa, C., Klocke, B.J., and Roth, K.A. 2001.
Neural precursor cell apoptosis and glial tumorigenesis following transplacental ethyl-nitrosourea exposure.
Oncogene 20:8281-8286.

116. **Li**, Y., and Chopp, M. 1999.
Temporal profile of nestin expression after focal cerebral ischemia in adult rat.
Brain Res 838:1-10.

117. **Lin**, R.C., Matesic, D.F., Marvin, M., McKay, R.D., and Brüstle, O. 1995.
Re-expression of the intermediate filament nestin in reactive astrocytes.
Neurobiol Dis 2:79-85.

118. **Lindvall**, O., Kokaia, Z., and Martinez-Serrano, A. 2004.
Stem cell therapy for human neurodegenerative disorders-how to make it work.
Nat Med 10 Suppl:S42-50.

119. **Liu**, Q.Y., Schaffner, A.E., Chang, Y.H., Maric, D., and Barker, J.L. 2000.
Persistent activation of GABA(A) receptor/Cl(-) channels by astrocyte-derived GABA in cultured embryonic rat hippocampal neurons.
J Neurophysiol 84:1392-1403.

120. **Liu**, X., Wang, Q., Haydar, T.F., and Bordey, A. 2005.
Nonsynaptic GABA signaling in postnatal subventricular zone controls proliferation of GFAP-expressing progenitors.
Nat Neurosci 8:1179-1187.

121. **Livingstone**, L.R., White, A., Sprouse, J., Livanos, E., Jacks, T., and Tlsty, T.D. 1992.
Altered cell cycle arrest and gene amplification potential accompany loss of wild-type p53.
Cell 70:923-935.
122. **Lledo**, P.M., Alonso, M., and Grubb, M.S. 2006.
Adult neurogenesis and functional plasticity in neuronal circuits.
Nat Rev Neurosci 7:179-193.
123. **LoTurco**, J.J., Owens, D.F., Heath, M.J., Davis, M.B., and Kriegstein, A.R. 1995.
GABA and glutamate depolarize cortical progenitor cells and inhibit DNA synthesis.
Neuron 15:1287-1298.
124. **Ma**, L., Morton, A.J., and Nicholson, L.F. 2003.
Microglia density decreases with age in a mouse model of Huntington's disease.
Glia 43:274-280.
125. **Ma**, W., Liu, Q.Y., Maric, D., Sathanoori, R., Chang, Y.H., and Barker, J.L. 1998.
Basic FGF-responsive telencephalic precursor cells express functional GABA(A) receptor/Cl-channels in vitro.
J Neurobiol 35:277-286.
126. **Maher**, E.A., Furnari, F.B., Bachoo, R.M., Rowitch, D.H., Louis, D.N., Cavenee, W.K., and DePinho, R.A. 2001.
Malignant glioma: genetics and biology of a grave matter.
Genes Dev 15:1311-1333.
127. **Malatesta**, P., Appolloni, I., and Calzolari, F. 2008.
Radial glia and neural stem cells.
Cell Tissue Res 331:165-178.
128. **Maric**, D., Maric, I., Ma, W., Lahojuji, F., Somogyi, R., Wen, X., Sieghart, W., Fritschy, J.M., and Barker, J.L. 1997.
Anatomical gradients in proliferation and differentiation of embryonic rat CNS accessed by buoyant density fractionation: alpha 3, beta 3 and gamma 2 GABAA receptor subunit co-expression by post-mitotic neocortical neurons correlates directly with cell buoyancy.
Eur J Neurosci 9:507-522.
129. **Markovic**, D.S., Glass, R., **Synowitz**, M., Rooijen, N., and Kettenmann, H. 2005.
Microglia stimulate the invasiveness of glioma cells by increasing the activity of metalloprotease-2.
J Neuropathol Exp Neurol 64:754-762.
130. **Matthias**, K., Kirchhoff, F., Seifert, G., Hüttmann, K., Matyash, M., Kettenmann, H., and Steinhäuser, C. 2003.
Segregated expression of AMPA-type glutamate receptors and glutamate transporters defines distinct astrocyte populations in the mouse hippocampus.

J Neurosci 23:1750-1758.
131. **McMahon**, D. 1974.
Chemical messengers in development: a hypothesis.
Science 185:1012-1021.
132. **Melani**, A., De Micheli, E., Pinna, G., Alfieri, A., Corte, L.D., and Pedata, F. 2003.
Adenosine extracellular levels in human brain gliomas: an intraoperative microdialysis study.
Neurosci Lett 346:93-96.
133. **Metcalfe**, S.E., and Grant, R. 2001.
Biopsy versus resection for malignant glioma. Cochrane database of systematic reviews (Online):CD002034.
134. **Miettinen**, H., Kononen, J., Haapasalo, H.K., Helén, P., Sallinen, P., Harjuntausta, T., Helin, H., and Alho, H. 1995.
Expression of peripheral-type benzodiazepine receptor and diazepam binding inhibitor in human astrocytomas: relationship to cell proliferation.
Cancer Res 55:2691-2695.
135. **Mildner**, A., Schmidt, H., Nitsche, M., Merkler, D., Hanisch, U.K., Mack, M., Heikenwalder, M., Brück, W., Priller, J., and Prinz, M. 2007.
Microglia in the adult brain arise from Ly-6ChiCCR2+ monocytes only under defined host conditions.
Nat Neurosci 10:1544-1553.
136. **Monje**, M.L., Mizumatsu, S., Fike, J.R., and Palmer, T.D. 2002.
Irradiation induces neural precursor-cell dysfunction.
Nat Med 8:955-962.
137. **Monje**, M.L., Toda, H., and Palmer, T.D. 2003.
Inflammatory blockade restores adult hippocampal neurogenesis.
Science 302:1760-1765.
138. **Morshead**, C.M., Reynolds, B.A., Craig, C.G., McBurney, M.W., Staines, W.A., Morassutti, D., Weiss, S., and van der Kooy, D. 1994.
Neural stem cells in the adult mammalian forebrain: a relatively quiescent subpopulation of subependymal cells.
Neuron 13:1071-1082.
139. **N. Louis**, Ohgaki, H., Wiestler, O. 2007
WHO Classification of Tumours of the Central Nervous System: WHO
140. **Nacher**, J., Rosell, D.R., Alonso-Llosa, G., and McEwen, B.S. 2001.
NMDA receptor antagonist treatment induces a long-lasting increase in the number of proliferating cells, PSA-NCAM-immunoreactive granule neurons and radial glia in the adult rat dentate gyrus.
Eur J Neurosci 13:512-520.

141. **Nakahata**, N., Abe, M.T., Matsuoka, I., Ono, T., and Nakanishi, H. 1991.
Adenosine inhibits histamine-induced phosphoinositide hydrolysis mediated via pertussis toxin-sensitive G protein in human astrocytoma cells.
J Neurochem 57:963-969.

142. **Nedergaard**, M., Takano, T., and Hansen, A.J. 2002.
Beyond the role of glutamate as a neurotransmitter.
Nat Rev Neurosci 3:748-755.

143. **Nguyen**, L., Malgrange, B., Breuskin, I., Bettendorff, L., Moonen, G., Belachew, S., and Rigo, J.M. 2003.
Autocrine/paracrine activation of the GABA(A) receptor inhibits the proliferation of neurogenic polysialylated neural cell adhesion molecule-positive (PSA-NCAM+) precursor cells from postnatal striatum.
J Neurosci 23:3278-3294.

144. **Nguyen**, L., Rigo, J.M., Rocher, V., Belachew, S., Malgrange, B., Rogister, B., Leprince, P., and Moonen, G. 2001.
Neurotransmitters as early signals for central nervous system development.
Cell Tissue Res 305:187-202.

145. **Nimmerjahn**, A., Kirchhoff, F., and Helmchen, F. 2005.
Resting microglial cells are highly dynamic surveillants of brain parenchyma in vivo.
Science 308:1314-1318.

146. **Nunes**, M.C., Roy, N.S., Keyoung, H.M., Goodman, R.R., McKhann, G., Jiang, L., Kang, J., Nedergaard, M., and Goldman, S.A. 2003.
Identification and isolation of multipotential neural progenitor cells from the subcortical white matter of the adult human brain.
Nat Med 9:439-447.

147. **Oda**, H., Zhang, S.C., Tsurutani, N., Shimizu, S., Nakatsuru, Y., Aizawa, S., and Ishikawa, T. 1997.
Loss of p53 is an early event in induction of brain tumors in mice by transplacental carcinogen exposure.
Cancer Res 57:646-650.

148. **Ogata**, T., and Schubert, P. 1996.
Programmed cell death in rat microglia is controlled by extracellular adenosine.
Neurosci Lett 218:91-94.

149. **Ortman**, C.L., Dittmar, K.A., Witte, P.L., and Le, P.T. 2002.
Molecular characterization of the mouse involuted thymus: aberrations in expression of transcription regulators in thymocyte and epithelial compartments.
Int Immunol 14:813-822.

150. **Owens**, D.F., and Kriegstein, A.R. 2002.
Is there more to GABA than synaptic inhibition?

Nat Rev Neurosci 3:715-727.
151. **Palmer**, T.D., Markakis, E.A., Willhoite, A.R., Safar, F., and Gage, F.H. 1999.
Fibroblast growth factor-2 activates a latent neurogenic program in neural stem cells from diverse regions of the adult CNS.
J Neurosci 19:8487-8497.
152. **Palmer**, T.D., Ray, J., and Gage, F.H. 1995.
FGF-2-responsive neuronal progenitors reside in proliferative and quiescent regions of the adult rodent brain.
Mol Cell Neurosci 6:474-486.
153. **Pawelek**, J.M., and Chakraborty, A.K. 2008.
Fusion of tumour cells with bone marrow-derived cells: a unifying explanation for metastasis.
Nature Reviews Cancer 8:377-386.
154. **Pinto**, L., and Götz, M. 2007.
Radial glial cell heterogeneity--the source of diverse progeny in the CNS.
Prog Neurobiol 83:2-23.
155. **Platten**, M., Kretz, A., Naumann, U., Aulwurm, S., Egashira, K., Isenmann, S., and Weller, M. 2003.
Monocyte chemoattractant protein-1 increases microglial infiltration and aggressiveness of gliomas.
Ann Neurol 54:388-392.
156. **Priller**, J., Flügel, A., Wehner, T., Boentert, M., Haas, C.A., Prinz, M., Fernández-Klett, F., Prass, K., Bechmann, I., de Boer, B.A., et al. 2001.
Targeting gene-modified hematopoietic cells to the central nervous system: use of green fluorescent protein uncovers microglial engraftment.
Nat Med 7:1356-1361.
157. **Priller**, J., Persons, D.A., Klett, F.F., Kempermann, G., Kreutzberg, G.W., and Dirnagl, U. 2001.
Neogenesis of cerebellar Purkinje neurons from gene-marked bone marrow cells in vivo.
The Journal of Cell Biology 155:733-738.
158. **Rao**, J.S. 2003.
Molecular mechanisms of glioma invasiveness: the role of proteases.
Nature Reviews Cancer 3:489-501.
159. **Recht**, L., Jang, T., Savarese, T., and Litofsky, N.S. 2003.
Neural stem cells and neuro-oncology: quo vadis?
J Cell Biochem 88:11-19.
160. **Rossi**, D.J., Jamieson, C.H., and Weissman, I.L. 2008.
Stems cells and the pathways to aging and cancer.

Cell 132:681-696.
161. **Roy**, N.S., Wang, S., Harrison-Restelli, C., Benraiss, A., Fraser, R.A., Gravel, M., Braun, P.E., and Goldman, S.A. 1999.
Identification, isolation, and promoter-defined separation of mitotic oligodendrocyte progenitor cells from the adult human subcortical white matter.
J Neurosci 19:9986-9995.
162. **Ruiz**, A., Fabian-Fine, R., Scott, R., Walker, M.C., Rusakov, D.A., and Kullmann, D.M. 2003.
GABAA receptors at hippocampal mossy fibers.
Neuron 39:961-973.
163. **Ruiz-Tachiquín**, M.E., Sánchez-Lemus, E., Soria-Jasso, L.E., Arias-Montaño, J.A., and Ortega, A. 2002.
Gamma-aminobutyric acid transporter (BGT-1) expressed in human astrocytoma U373 MG cells: pharmacological and molecular characterization and phorbol ester-induced inhibition.
J Neurosci Res 69:125-132.
164. **Sanai**, N., Berger, M.S., Garcia-Verdugo, J.M., and Alvarez-Buylla, A. 2007.
Comment on „Human neuroblasts migrate to the olfactory bulb via a lateral ventricular extension".
Science 318:393; author reply 393.
165. **Sanai**, N., Tramontin, A.D., Quiñones-Hinojosa, A., Barbaro, N.M., Gupta, N., Kunwar, S., Lawton, M.T., McDermott, M.W., Parsa, A.T., Manuel-García Verdugo, J., et al. 2004.
Unique astrocyte ribbon in adult human brain contains neural stem cells but lacks chain migration.
Nature 427:740-744.
166. **Savarese**, T.M., Jang, T., Low, H.P., Salmonsen, R., Litofsky, N.S., Matuasevic, Z., Ross, A.H., and Recht, L.D. 2005.
Isolation of immortalized, INK4a/ARF-deficient cells from the subventricular zone after in utero N-ethyl-N-nitrosourea exposure.
J Neurosurg 102:98-108.
167. **Scanziani**, M. 2000.
GABA spillover activates postsynaptic GABA(B) receptors to control rhythmic hippocampal activity.
Neuron 25:673-681.
168. **Scherer**, H.J. 1940.
A CRITICAL REVIEW: THE PATHOLOGY OF CEREBRAL GLIOMAS.
Journal of Neurology and Psychiatry.
169. **Semyanov**, A., Walker, M.C., and Kullmann, D.M. 2003.

GABA uptake regulates cortical excitability via cell type-specific tonic inhibition.
Nat Neurosci 6:484-490.

170. **Semyanov**, A., Walker, M.C., Kullmann, D.M., and Silver, R.A. 2004.
Tonically active GABA A receptors: modulating gain and maintaining the tone.
Trends Neurosci 27:262-269.

171. **Seoane**, J., Le, H.V., Shen, L., Anderson, S.A., and Massague, J. 2004.
Integration of Smad and forkhead pathways in the control of neuroepithelial and glioblastoma cell proliferation.
Cell 117:211-223.

172. **Shapiro**, W.R. 1999.
Current therapy for brain tumors: back to the future.
Arch Neurol 56:429-432.

173. **Shihabuddin**, L.S., Ray, J., and Gage, F.H. 1997.
FGF-2 is sufficient to isolate progenitors found in the adult mammalian spinal cord.
Exp Neurol 148:577-586.

174. **Shoshan**, Y., Nishiyama, A., Chang, A., Mork, S., Barnett, G.H., Cowell, J.K., Trapp, B.D., and Staugaitis, S.M. 1999.
Expression of oligodendrocyte progenitor cell antigens by gliomas: implications for the histogenesis of brain tumors.
Proc Natl Acad Sci U S A 96:10361-10366.

175. **Si**, Q.S., Nakamura, Y., Schubert, P., Rudolphi, K.A., and Kataoka, K. 1996.
Adenosine and propentofylline inhibit the proliferation of cultured microglial cells.
Exp Neurol 137:345-349.

176. **Singh**, S.K., Clarke, I.D., Terasaki, M., Bonn, V.E., Hawkins, C., Squire, J., and Dirks, P.B. 2003.
Identification of a cancer stem cell in human brain tumors.
Cancer Res 63:5821-5828.

177. **Singh**, S.K., Hawkins, C., Clarke, I.D., Squire, J.A., Bayani, J., Hide, T., Henkelman, R.M., Cusimano, M.D., and Dirks, P.B. 2004.
Identification of human brain tumour initiating cells.
Nature 432:396-401.

178. **Sliwa**, M., Markovic, D., Gabrusiewicz, K., **Synowitz**, M., Glass, R., Zawadzka, M., Wesolowska, A., Kettenmann, H., and Kaminska, B. 2007.
The invasion promoting effect of microglia on glioblastoma cells is inhibited by cyclosporin A.
Brain 130:476-489.

179. **Sontheimer**, H. 2003.
Malignant gliomas: perverting glutamate and ion homeostasis for selective advantage.

Trends Neurosci 26:543-549.
180. **Sontheimer**, H., Trotter, J., Schachner, M., and Kettenmann, H. 1989.
Channel expression correlates with differentiation stage during the development of oligodendrocytes from their precursor cells in culture.
Neuron 2:1135-1145.
181. **Spalding**, K.L., Bhardwaj, R.D., Buchholz, B.A., Druid, H., and Frisen, J. 2005.
Retrospective birth dating of cells in humans.
Cell 122:133-143.
182. **Staflin**, K., Honeth, G., Kalliomäki, S., Kjellman, C., Edvardsen, K., and Lindvall, M. 2004.
Neural progenitor cell lines inhibit rat tumor growth in vivo.
Cancer Res 64:5347-5354.
183. **Steinhäuser**, C., Berger, T., Frotscher, M., and Kettenmann, H. 1992.
Heterogeneity in the Membrane Current Pattern of Identified Glial Cells in the Hippocampal Slice.
Eur J Neurosci 4:472-484.
184. **Stewart**, R., and Przyborski, S. 2002.
Non-neural adult stem cells: tools for brain repair?
Bioessays 24:708-713.
185. **Stewart**, R.R., Hoge, G.J., Zigova, T., and Luskin, M.B. 2002.
Neural progenitor cells of the neonatal rat anterior subventricular zone express functional GABA(A) receptors.
J Neurobiol 50:305-322.
186. **Stiles**, C.D., and Rowitch, D.H. 2008.
Glioma Stem Cells: A Midterm Exam.
Neuron 58:832-846.
187. **Stupp**, R., Mason, W.P., van den Bent, M.J., Weller, M., Fisher, B., Taphoorn, M.J., Belanger, K., Brandes, A.A., Marosi, C., Bogdahn, U., et al. 2005.
Radiotherapy plus concomitant and adjuvant temozolomide for glioblastoma.
N Engl J Med 352:987-996.
188. **Sun**, C.X., Young, H.W., Molina, J.G., Volmer, J.B., Schnermann, J., Blackburn 2005.
A protective role for the A1 adenosine receptor in adenosine-dependent pulmonary injury.
J Clin Invest 115:35-43.
189. **Synowitz**, M., Ahmann, P., Matyash, M., Kuhn, S.A., Hofmann, B., Zimmer, C., Kirchhoff, F., Kiwit, J.C., and Kettenmann, H. 2001.
GABA(A)-receptor expression in glioma cells is triggered by contact with neuronal cells.
Eur J Neurosci 14:1294-1302.

190. **Synowitz**, M., Glass, R., Färber, K., Markovic, D., Kronenberg, G., Herrmann, K., Schnermann, J., Nolte, C., van Rooijen, N., Kiwit, J., et al. 2006.
A1 adenosine receptors in microglia control glioblastoma-host interaction.
Cancer Res 66:8550-8557.

191. **Szekeres**, T., Sedlak, J., and Novotny, L. 2002.
Benzamide riboside, a recent inhibitor of inosine 5'-monophosphate dehydrogenase induces transferrin receptors in cancer cells.
Curr Med Chem 9:759-764.

192. **Takano**, T. 2001.
Glutamate release promotes growth of malignant gliomas.
Nature Med. 7:1010-1015.

193. **Takano**, T., Kang, J., Jaiswal, J.K., Simon, S.M., Lin, J.H., Yu, Y., Li, Y., Yang, J., Dienel, G., Zielke, H.R., et al. 2005.
Receptor-mediated glutamate release from volume sensitive channels in astrocytes.
Proc Natl Acad Sci USA 102:16466-16471.

194. **Tian**, J., Chau, C., Hales, T.G., and Kaufman, D.L. 1999.
GABA(A) receptors mediate inhibition of T cell responses.
J Neuroimmunol 96:21-28.

195. **Trojan**, J., Johnson, T.R., Rudin, S.D., Tykocinski, M.L., and Ilan, J. 1993.
Treatment and prevention of rat glioblastoma by immunogenic C6 cells expressing antisense insulin-like growth factor I RNA.
Science 259:94-97.

196. **Tsutsui**, S., Schnermann, J., Noorbakhsh, F., Henry, S., Yong, V.W., Winston, B.W., Warren, K., and Power, C. 2004.
A1 adenosine receptor upregulation and activation attenuates neuroinflammation and demyelination in a model of multiple sclerosis.
J Neurosci 24:1521-1529.

197. **Tyndale**, R.F., Hales, T.G., Olsen, R.W., and Tobin, A.J. 1994.
Distinctive patterns of GABAA receptor subunit mRNAs in 13 cell lines.
J Neurosci 14:5417-5428.

198. **Ueki**, K., Ono, Y., Henson, J.W., Efird, J.T., von Deimling, A., Louis, D.N. 1996.
CDKN2/p16 or RB alterations occur in the majority of glioblastomas and are inversely correlated.
Cancer Res 56:150-153.

199. **Uhrbom**, L., Kastemar, M., Johansson, F.K., Westermark, B., and Holland, E.C. 2005.
Cell type-specific tumor suppression by Ink4a and Arf in Kras-induced mouse gliomagenesis.
Cancer Res 65:2065-2069.

200. **Vallieres**, L., Campbell, I.L., Gage, F.H., and Sawchenko, P.E. 2002.

Reduced hippocampal neurogenesis in adult transgenic mice with chronic astrocytic production of interleukin-6.
J Neurosci 22:486-492.

201. **van Lookeren Campagne**, M., and Gill, R. 1998.
Tumor-suppressor p53 is expressed in proliferating and newly formed neurons of the embryonic and postnatal rat brain: comparison with expression of the cell cycle regulators p21Waf1/Cip1, p27Kip1, p57Kip2, p16Ink4a, cyclin G1, and the proto- oncogene Bax.
J Comp Neurol 397:181-198.

202. **Volterra**, A., and Meldolesi, J. 2005.
Astrocytes, from brain glue to communication elements: the revolution continues.
Nat Rev Neurosci 6:626-640.

203. **Walzlein**, J.H., **Synowitz**, M., Engels, B., Markovic, D.S., Gabrusiewicz, K., Nikolaev, E., Yoshikawa, K., Kaminska, B., Kempermann, G., Uckert, W., et al. 2008.
The anti-tumorigenic response of neural precursors depends on subventricular proliferation and age.
Stem Cells.

204. **Wang**, D.D., Krueger, D.D., and Bordey, A. 2003.
GABA depolarizes neuronal progenitors of the postnatal subventricular zone via GABAA receptor activation.
J Physiol (Lond) 550:785-800.

205. **Wang**, H., Bedford, F.K., Brandon, N.J., Moss, S.J., and Olsen, R.W. 1999.
GABA(A)-receptor-associated protein links GABA(A) receptors and the cytoskeleton.
Nature 397:69-72.

206. **Watters**, J.J., Schartner, J.M., and Badie, B. 2005.
Microglia function in brain tumors.
J Neurosci Res 81:447-455.

207. **Weissman**, I. 2005.
Stem cell research: paths to cancer therapies and regenerative medicine.
JAMA 294:1359-1366.

208. **Weissman**, I.L. 2000.
Translating stem and progenitor cell biology to the clinic: barriers and opportunities.
Science 287:1442-1446.

209. **Werb**, Z., and Gordon, S. 1975.
Elastase secretion by stimulated macrophages. Characterization and regulation.
J Exp Med 142:361-377.

210. **Wheeler**, C.J., Black, K.L., Liu, G., Ying, H., Yu, J.S., Zhang, W., and Lee, P.K. 2003.
Thymic CD8+ T cell production strongly influences tumor antigen recognition and age-dependent glioma mortality.
J Immunol 171:4927-4933.

211. **Xiao**, A., Yin, C., Yang, C., Di Cristofano, A., Pandolfi, P.P., and Van Dyke, T. 2005.
Somatic induction of Pten loss in a preclinical astrocytoma model reveals major roles in disease progression and avenues for target discovery and validation.
Cancer Res 65:5172-5180.
212. **Yagita**, Y., Kitagawa, K., Sasaki, T., Miyata, T., Okano, H., Hori, M., and Matsumoto, M. 2002.
Differential expression of Musashi1 and nestin in the adult rat hippocampus after ischemia.
J Neurosci Res 69:750-756.
213. **Ye**, Z.C., Rothstein, J.D., and Sontheimer, H. 1999.
Compromised glutamate transport in human glioma cells: reduction-mislocalization of sodium-dependent glutamate transporters and enhanced activity of cystine-glutamate exchange.
J Neurosci 19:10767-10777.
214. **Ye**, Z.C., and Sontheimer, H. 1999.
Glioma cells release excitotoxic concentrations of glutamate.
Cancer Res 59:4383-4391.
215. **Zhang**, L., Chang, Y.H., Feldman, A.N., Ma, W., Lahjouji, F., Barker, J.L., Hu, Q., Maric, D., Li, B.S., Li, W., et al. 1999.
The expression of GABA(A) receptor alpha2 subunit is upregulated by testosterone in rat cerebral cortex.
Neurosci Lett 265:25-28.
216. **Zhao**, C., Deng, W., and Gage, F.H. 2008.
Mechanisms and functional implications of adult neurogenesis.
Cell 132:645-660.

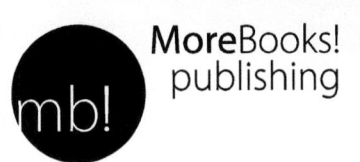
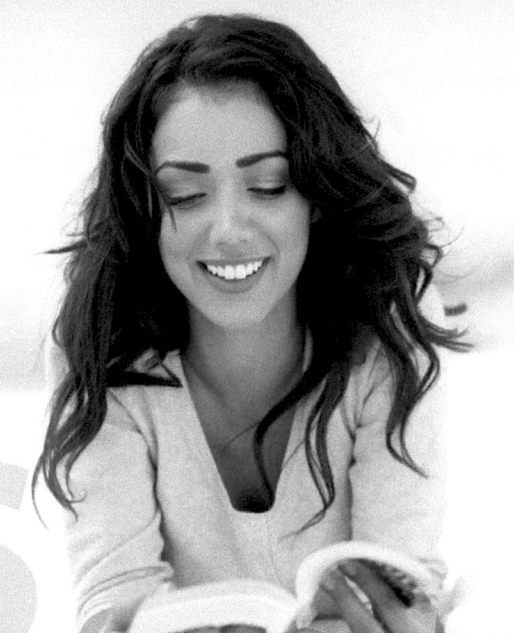

i want morebooks!

Buy your books fast and straightforward online - at one of world's fastest growing online book stores! Environmentally sound due to Print-on-Demand technologies.

Buy your books online at
www.get-morebooks.com

Kaufen Sie Ihre Bücher schnell und unkompliziert online – auf einer der am schnellsten wachsenden Buchhandelsplattformen weltweit! Dank Print-On-Demand umwelt- und ressourcenschonend produziert.

Bücher schneller online kaufen
www.morebooks.de

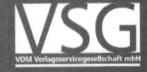

VDM Verlagsservicegesellschaft mbH
Heinrich-Böcking-Str. 6-8   Telefon: +49 681 3720 174   info@vdm-vsg.de
D - 66121 Saarbrücken   Telefax: +49 681 3720 1749   www.vdm-vsg.de

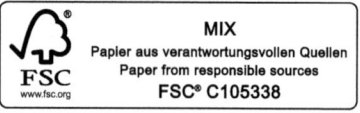

Printed by Books on Demand GmbH, Norderstedt / Germany